Das XXL Fettleber Kochbuch

Leckere und gesunde Rezepte mit wenig Fett, inklusive Ernährungsplan und farbigen Abbildungen. Ein umfassendes Buch für eine bessere Lebergesundheit.

Klara Genussgold

4 BONUS IM INNEREN

BONUS 1 - **Einkaufsliste für leberfreundliche Lebensmittel**

BONUS 1 Eine praktische Einkaufsliste, die alle notwendigen Zutaten für die im Buch enthaltenen Rezepte umfasst. Diese Liste ist nach Kategorien wie Obst, Gemüse, Proteine und Gewürze sortiert, um den Einkauf zu erleichtern. Zusätzlich werden Tipps gegeben, wo man die besten und frischesten Zutaten finden kann, um die Qualität der Mahlzeiten zu maximieren.

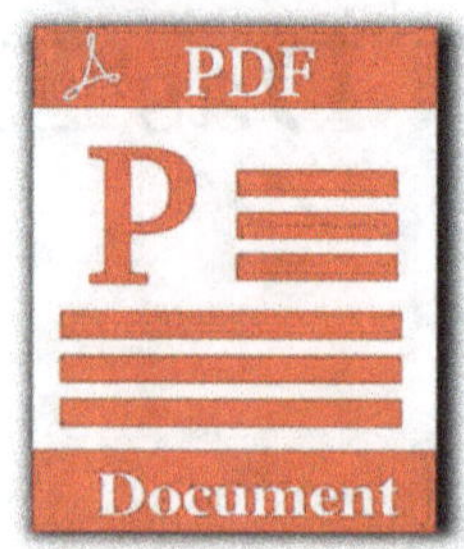

BONUS 2 - **Lebergesundheits-Tracker**

Ein Lebergesundheits-Tracker, den die Leser ausdrucken und verwenden können, um ihre Fortschritte zu überwachen. Der Tracker enthält Abschnitte für die tägliche Nahrungsaufnahme, Wasserzufuhr, Bewegung und Wohlbefinden. Durch das regelmäßige Ausfüllen können die Leser Muster erkennen und ihre Ernährungs- und Lebensgewohnheiten entsprechend anpassen.

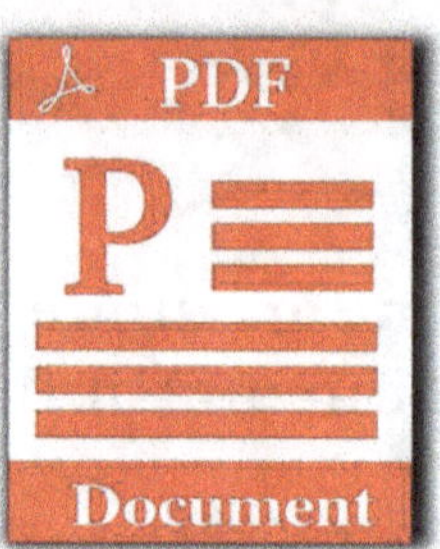

BONUS 3 - **Leckere Smoothie-Rezepte**

Eine Sammlung von speziellen Smoothie-Rezepten, die ideal für die Unterstützung der Lebergesundheit sind. Diese Rezepte sind einfach zuzubereiten und bieten eine schnelle und leckere Möglichkeit, wichtige Nährstoffe zu sich zu nehmen. Jeder Smoothie ist mit entzündungshemmenden Zutaten angereichert und perfekt für einen gesunden Start in den Tag oder als erfrischender Snack zwischendurch.

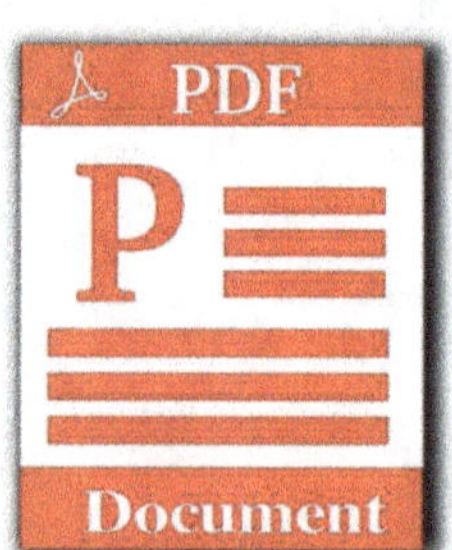

BONUS 4 - **Tipps zur Stressbewältigung**

Ein Kapitel, das sich auf Techniken zur Stressbewältigung konzentriert, da Stress einen erheblichen Einfluss auf die Lebergesundheit haben kann. Dieser Bonus bietet praktische Ratschläge und Übungen zur Entspannung, wie z.B. Atemtechniken, Meditation und leichte Yoga-Übungen. Diese Tipps helfen den Lesern, einen ganzheitlichen Ansatz zur Verbesserung ihrer Lebergesundheit zu verfolgen.

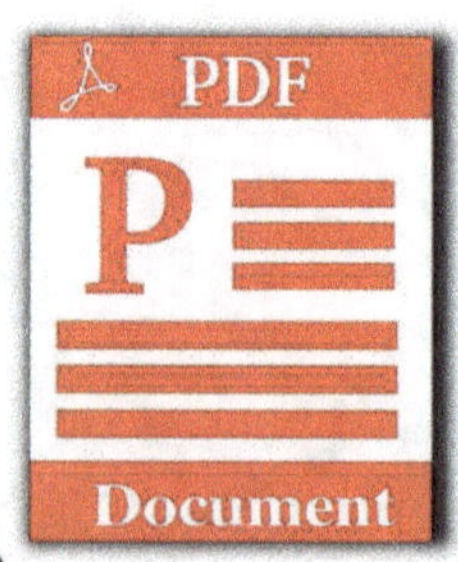

Gehen Sie zum Ende des Buches

Inhaltsverzeichnis

1. Einführung in die fettleber und ihre ursachen

Die Fettleber, auch als Steatosis hepatis bekannt, ist eine weit verbreitete Erkrankung, die durch die Ansammlung von Fett in den Leberzellen gekennzeichnet ist. Diese Ansammlung kann zu einer Entzündung der Leber führen und im schlimmsten Fall zu schwerwiegenden Lebererkrankungen wie Leberzirrhose oder Leberkrebs führen. Die Fettleber ist oft asymptomatisch, was bedeutet, dass viele Menschen nicht wissen, dass sie betroffen sind, bis die Krankheit in einem fortgeschrittenen Stadium ist. Es ist daher von entscheidender Bedeutung, die Ursachen und Symptome der Fettleber zu verstehen und präventive Maßnahmen zu ergreifen, um die Lebergesundheit zu unterstützen.

Die Ursachen der Fettleber sind vielfältig und können sowohl durch genetische als auch durch umweltbedingte Faktoren beeinflusst werden. Eine der häufigsten Ursachen ist eine ungesunde Ernährung, die reich an gesättigten Fetten, Zucker und verarbeiteten Lebensmitteln ist. Diese Art der Ernährung kann zu Übergewicht und Fettleibigkeit führen, die wiederum das Risiko einer Fettleber erhöhen. Ein weiterer wichtiger Faktor ist der übermäßige Alkoholkonsum, der die Leberzellen schädigen und die Fettansammlung in der Leber fördern kann. Darüber hinaus können bestimmte Medikamente, wie Kortikosteroide und einige Chemotherapeutika, sowie chronische Erkrankungen wie Diabetes Typ 2 und metabolisches Syndrom zur Entwicklung einer Fettleber beitragen.

Die Symptome einer Fettleber sind oft unspezifisch und können leicht übersehen werden. Zu den häufigsten Symptomen gehören Müdigkeit, Schwäche, Unwohlsein im oberen rechten Bauchbereich und eine allgemeine Abgeschlagenheit. In fortgeschrittenen Stadien kann es zu Gelbsucht, einer Gelbfärbung der Haut und Augen, sowie zu einer Vergrößerung der Leber kommen. Eine genaue Diagnose kann durch Bluttests, Ultraschalluntersuchungen oder eine Leberbiopsie gestellt werden. Es ist wichtig, bei Verdacht auf eine Fettleber einen Arzt aufzusuchen, um eine frühzeitige Diagnose und Behandlung zu ermöglichen.

Die Bedeutung einer gesunden Ernährung zur Unterstützung der Lebergesundheit kann nicht genug betont werden. Eine ausgewogene Ernährung, die reich an entzündungshemmenden Lebensmitteln wie Obst, Gemüse, Vollkornprodukten, magerem Eiweiß und gesunden Fetten ist, kann dazu beitragen, die Fettansammlung in der Leber zu reduzieren und die allgemeine Lebergesundheit zu verbessern. Bestimmte Lebensmittel, wie grünes Blattgemüse, Beeren, Nüsse und fetter Fisch, sind besonders vorteilhaft für die Leber, da sie reich an Antioxidantien und Omega-3-Fettsäuren sind, die Entzündungen reduzieren und die Leberfunktion unterstützen können.

Darüber hinaus ist es wichtig, den Alkoholkonsum zu begrenzen oder ganz zu vermeiden, um die Leber zu entlasten. Regelmäßige körperliche Aktivität kann ebenfalls dazu beitragen, das Körpergewicht zu kontrollieren und die Insulinsensitivität zu verbessern, was wiederum das Risiko einer Fettleber verringern kann. Es wird empfohlen, mindestens 150 Minuten moderate körperliche Aktivität pro Woche zu absolvieren, wie z.B. zügiges Gehen, Radfahren oder Schwimmen.

Ein weiterer wichtiger Aspekt der Prävention und Behandlung der Fettleber ist die Stressbewältigung. Chronischer Stress kann zu hormonellen Ungleichgewichten führen, die die Fettansammlung in der Leber fördern können. Techniken wie Meditation, Yoga, Atemübungen und ausreichend Schlaf können helfen, den Stresspegel zu senken und die allgemeine Gesundheit zu verbessern.

Zusammenfassend lässt sich sagen, dass die Fettleber eine ernsthafte Erkrankung ist, die durch eine Kombination aus genetischen und umweltbedingten Faktoren verursacht wird. Eine frühzeitige Diagnose und Behandlung sind entscheidend, um schwerwiegende Komplikationen zu vermeiden. Eine gesunde Ernährung, regelmäßige körperliche Aktivität und effektive Stressbewältigungstechniken sind wesentliche Maßnahmen zur Unterstützung der Lebergesundheit und zur Prävention der Fettleber. Indem wir diese Maßnahmen in unseren Alltag integrieren, können wir nicht nur unsere Lebergesundheit verbessern, sondern auch unser allgemeines Wohlbefinden steigern.

1.1 Was ist eine fettleber?

Eine Fettleber, auch als Steatosis hepatis bekannt, ist eine Erkrankung, bei der sich überschüssiges Fett in den Leberzellen ansammelt. Diese Ansammlung kann die normale Funktion der Leber beeinträchtigen und zu einer Reihe von gesundheitlichen Problemen führen. Es gibt zwei Haupttypen der Fettlebererkrankung: die nicht-alkoholische Fettlebererkrankung (NAFLD) und die alkoholische Fettlebererkrankung (AFLD). Die NAFLD ist die häufigste Form und tritt bei Menschen auf, die wenig oder gar keinen Alkohol konsumieren. Sie ist eng mit Übergewicht, Insulinresistenz und metabolischem Syndrom verbunden. AFLD hingegen wird durch übermäßigen Alkoholkonsum verursacht und kann zu schwerwiegenderen Lebererkrankungen wie Leberzirrhose führen.

Die Entstehung einer Fettleber ist ein komplexer Prozess, der durch verschiedene Faktoren beeinflusst wird. Bei der NAFLD spielt die Insulinresistenz eine zentrale Rolle. Insulinresistenz führt dazu, dass die Leber mehr Fett produziert und weniger Fett abbaut, was zu einer Ansammlung von Fett in den Leberzellen führt. Übergewicht und Adipositas sind ebenfalls bedeutende Risikofaktoren, da überschüssiges Fettgewebe im Körper die Insulinresistenz verschlimmern kann. Darüber hinaus können genetische Faktoren eine Rolle spielen, da bestimmte Genvarianten das Risiko für die Entwicklung einer Fettleber erhöhen können.

Ein weiteres wichtiges Element bei der Entstehung der Fettleber ist die Ernährung. Eine Ernährung, die reich an gesättigten Fetten, Zucker und raffinierten Kohlenhydraten ist, kann zur Fettansammlung in der Leber beitragen. Insbesondere der Konsum von Fructose, einem Zucker, der in vielen verarbeiteten Lebensmitteln und Getränken enthalten ist, wurde mit der Entwicklung von NAFLD in Verbindung gebracht. Fructose wird in der Leber metabolisiert und kann zur Bildung von Fett führen. Eine Ernährung, die arm an Ballaststoffen und reich an verarbeiteten Lebensmitteln ist, kann ebenfalls das Risiko erhöhen.

Die Symptome einer Fettleber sind oft unspezifisch und können leicht übersehen werden. Viele Menschen mit Fettleber haben keine Symptome, insbesondere in den frühen Stadien der Erkrankung. Wenn Symptome auftreten, können sie Müdigkeit, Unwohlsein im oberen rechten Bauchbereich und allgemeines Unwohlsein umfassen. In fortgeschrittenen Stadien kann es zu Gelbsucht, Schwellungen im Bauchbereich und Verwirrtheit kommen, was auf eine schwerwiegendere Lebererkrankung hinweisen kann.

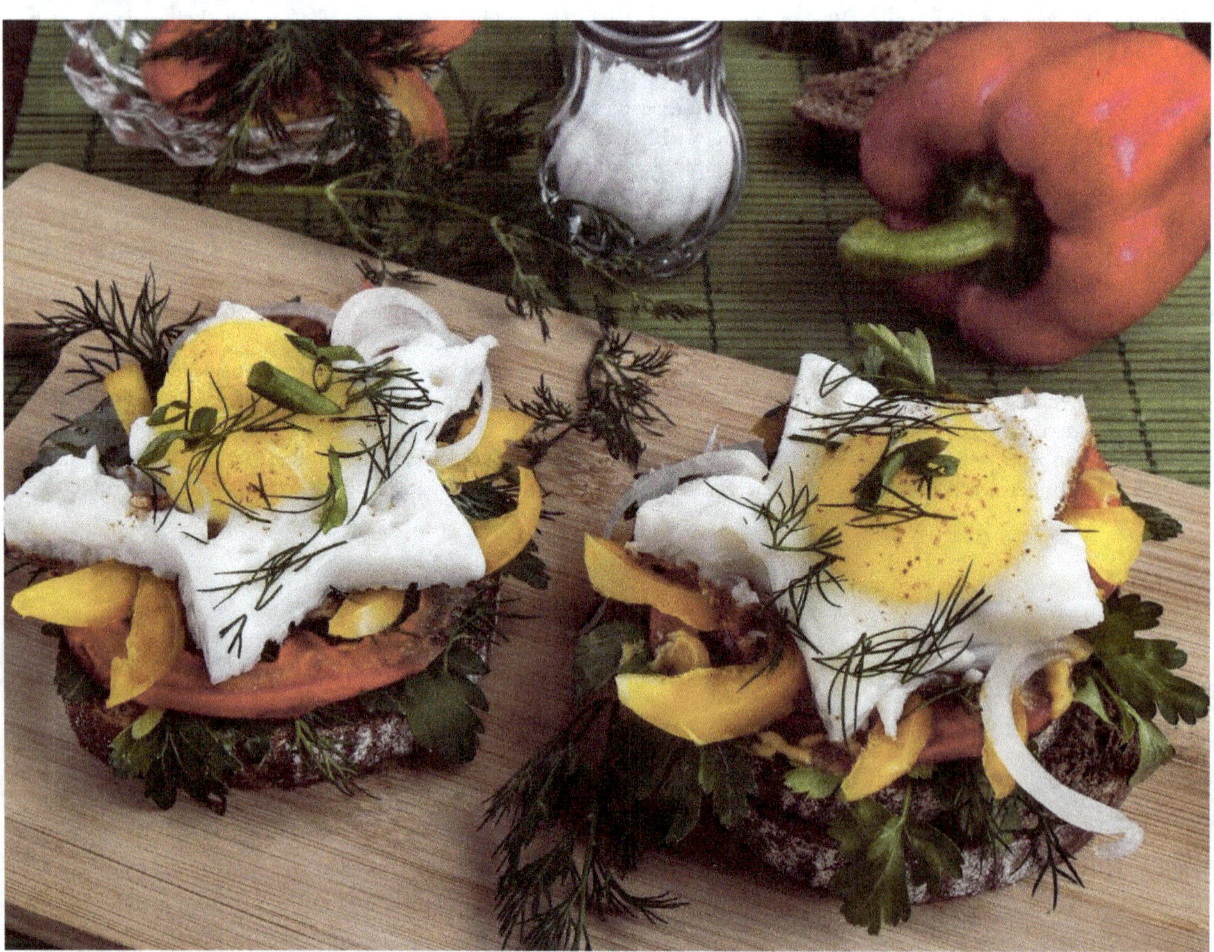

Die Diagnose einer Fettleber erfolgt in der Regel durch eine Kombination aus Anamnese, körperlicher Untersuchung und bildgebenden Verfahren. Ein Arzt wird nach Risikofaktoren wie Alkoholkonsum, Übergewicht und Diabetes fragen. Eine körperliche Untersuchung kann eine vergrößerte Leber zeigen. Bildgebende Verfahren wie Ultraschall, CT-Scan oder MRI können die Fettansammlung in der Leber sichtbar machen. Eine Leberbiopsie, bei der eine kleine Gewebeprobe aus der Leber entnommen und unter dem Mikroskop untersucht wird, kann ebenfalls zur Diagnose beitragen und den Schweregrad der Erkrankung bestimmen.

Die Behandlung der Fettleber konzentriert sich in erster Linie auf Lebensstiländerungen. Gewichtsverlust ist eine der effektivsten Maßnahmen zur Reduzierung von Fett in der Leber. Studien haben gezeigt, dass eine Gewichtsabnahme von 5-10% des Körpergewichts signifikante Verbesserungen bei der Lebergesundheit bewirken kann. Eine gesunde Ernährung, die reich an Obst, Gemüse, Vollkornprodukten und magerem Protein ist, kann ebenfalls helfen, die Fettansammlung in der Leber zu reduzieren. Regelmäßige körperliche Aktivität, wie z.B. 150 Minuten moderates Training pro Woche, wird ebenfalls empfohlen.

Neben der Gewichtsabnahme und der Verbesserung der Ernährung können bestimmte Medikamente und Nahrungsergänzungsmittel zur Behandlung der Fettleber beitragen. Medikamente, die Insulinresistenz reduzieren, wie Metformin, können bei einigen Patienten hilfreich sein. Vitamin E, ein Antioxidans, hat in einigen Studien gezeigt, dass es die Lebergesundheit bei NAFLD-Patienten verbessern kann. Es ist jedoch wichtig, dass diese Behandlungen unter ärztlicher Aufsicht erfolgen, da sie nicht für jeden geeignet sind und Nebenwirkungen haben können.

Die Prävention der Fettleber ist ebenfalls von großer Bedeutung. Eine gesunde Lebensweise, die eine ausgewogene Ernährung und regelmäßige körperliche Aktivität umfasst, kann das Risiko für die Entwicklung einer Fettleber erheblich reduzieren. Der Verzicht auf übermäßigen Alkoholkonsum ist ebenfalls entscheidend, insbesondere zur Vermeidung von AFLD. Regelmäßige Gesundheitsuntersuchungen und die Überwachung von Risikofaktoren wie Blutzucker und Cholesterinspiegel können ebenfalls dazu beitragen, die Gesundheit der Leber zu erhalten.

Zusammenfassend lässt sich sagen, dass die Fettleber eine häufige, aber oft übersehene Erkrankung ist, die ernsthafte gesundheitliche Folgen haben kann. Durch ein besseres Verständnis der Ursachen und Risikofaktoren sowie durch die Umsetzung gesunder Lebensstiländerungen können viele Menschen das Risiko für die Entwicklung einer Fettleber verringern und ihre Lebergesundheit verbessern.

1.2 Symptome und diagnose der fettleber

Die Fettleber, auch als Steatosis hepatis bekannt, ist eine häufige Erkrankung, die durch eine übermäßige Ansammlung von Fett in den Leberzellen gekennzeichnet ist. Diese Fettansammlung kann zu einer Entzündung und Schädigung des Lebergewebes führen, was langfristig schwerwiegende gesundheitliche Folgen haben kann. In diesem Abschnitt werden wir die häufigsten Symptome einer Fettleber sowie die verschiedenen diagnostischen Methoden, die zur Identifizierung dieser Erkrankung verwendet werden, ausführlich erläutern.

Die Symptome einer Fettleber können sehr unterschiedlich sein und reichen von milden bis hin zu schweren Beschwerden. Viele Menschen mit Fettleber haben zunächst keine Symptome, was die Diagnose erschwert. Zu den häufigsten Symptomen gehören Müdigkeit, allgemeines Unwohlsein und ein Druckgefühl im rechten Oberbauch. Diese Symptome sind oft unspezifisch und können leicht mit anderen gesundheitlichen Problemen verwechselt werden. In fortgeschrittenen Stadien der Erkrankung können jedoch schwerwiegendere Symptome auftreten, wie Gelbsucht (Ikterus), bei der die Haut und das Weiße der Augen gelblich verfärbt sind, sowie eine vergrößerte Leber (Hepatomegalie), die bei einer körperlichen Untersuchung tastbar sein kann.

Ein weiteres häufiges Symptom ist die sogenannte Lebervergrößerung, die durch eine Ansammlung von Fett in den Leberzellen verursacht wird. Diese Vergrößerung kann zu einem Gefühl von Druck oder Schmerz im rechten Oberbauch führen. In einigen Fällen kann die Fettleber auch zu einer Entzündung der Leber führen, die als Steatohepatitis bezeichnet wird. Diese Entzündung kann zu weiteren Symptomen wie Fieber, Übelkeit und Erbrechen führen. In schweren Fällen kann die Fettleber zu einer Leberzirrhose führen, einer schweren Erkrankung, bei der das Lebergewebe durch Narbengewebe ersetzt wird, was die Leberfunktion erheblich beeinträchtigt.

Um eine Fettleber zu diagnostizieren, stehen verschiedene diagnostische Methoden zur Verfügung. Eine der häufigsten Methoden ist der Ultraschall, bei dem Schallwellen verwendet werden, um Bilder der Leber zu erzeugen. Diese Bilder können Anomalien in der Leberstruktur, wie z.B. eine Vergrößerung oder eine ungleichmäßige Fettverteilung, sichtbar machen. Der Ultraschall ist eine nicht-invasive und schmerzfreie Methode, die häufig als erste diagnostische Maßnahme eingesetzt wird.

Eine weitere wichtige diagnostische Methode ist der Bluttest. Bei einem Bluttest werden verschiedene Leberenzyme und andere Marker im Blut gemessen, die auf eine Lebererkrankung hinweisen können. Erhöhte Werte von Leberenzymen wie Alanin-Aminotransferase (ALT) und Aspartat-Aminotransferase (AST) können auf eine Schädigung der Leberzellen hinweisen. Darüber hinaus können erhöhte Werte von Bilirubin, einem Abbauprodukt des Hämoglobins, auf eine Beeinträchtigung der Leberfunktion hinweisen.

In einigen Fällen kann eine Leberbiopsie erforderlich sein, um eine definitive Diagnose zu stellen. Bei einer Leberbiopsie wird eine kleine Gewebeprobe aus der Leber entnommen und unter dem Mikroskop untersucht. Diese Methode kann genaue Informationen über das Ausmaß der Fettansammlung und das Vorhandensein von Entzündungen oder Narbengewebe liefern. Obwohl eine Leberbiopsie invasiver ist als andere diagnostische Methoden, kann sie wertvolle Informationen liefern, die für die Diagnose und Behandlung der Fettleber entscheidend sind.

Ein Beispiel für die Bedeutung der Diagnose einer Fettleber ist der Fall von Frau Müller, einer 45-jährigen Frau, die seit mehreren Monaten unter Müdigkeit und einem Druckgefühl im rechten Oberbauch litt. Nach einem Besuch bei ihrem Hausarzt wurde ein Ultraschall durchgeführt, der eine vergrößerte Leber zeigte. Ein anschließender Bluttest ergab erhöhte Werte von Leberenzymen, was auf eine Schädigung der Leberzellen hinwies. Um eine definitive Diagnose zu stellen, wurde eine Leberbiopsie durchgeführt, die das Vorhandensein einer Fettleber und einer leichten Entzündung bestätigte. Aufgrund dieser Diagnose konnte Frau Müller eine gezielte Behandlung beginnen, die eine Umstellung ihrer Ernährung und regelmäßige körperliche Aktivität umfasste, um die Fettansammlung in ihrer Leber zu reduzieren und ihre allgemeine Gesundheit zu verbessern.

Ein weiteres Beispiel ist der Fall von Herrn Schmidt, einem 55-jährigen Mann, der aufgrund seiner beruflichen Verpflichtungen und seines stressigen Lebensstils eine ungesunde Ernährung und einen Mangel an körperlicher Aktivität hatte. Nach einem Routine-Check-up wurden bei ihm erhöhte Leberenzymwerte festgestellt. Ein anschließender Ultraschall zeigte eine ungleichmäßige Fettverteilung in der Leber, was auf eine Fettleber hinwies. Eine Leberbiopsie bestätigte die Diagnose und zeigte das Vorhandensein von Narbengewebe, was auf eine fortgeschrittene Lebererkrankung hinwies. Aufgrund dieser Diagnose konnte Herr Schmidt eine umfassende Behandlung beginnen, die eine drastische Änderung seiner Ernährungsgewohnheiten, regelmäßige körperliche Aktivität und die Einnahme von Medikamenten zur Reduzierung der Entzündung und zur Verbesserung der Leberfunktion umfasste.

Die Diagnose einer Fettleber ist entscheidend, um geeignete Maßnahmen zur Verbesserung der Lebergesundheit zu ergreifen. Eine frühzeitige Diagnose kann dazu beitragen, das Fortschreiten der Erkrankung zu verhindern und schwerwiegende gesundheitliche Folgen zu vermeiden. Es ist wichtig, dass Menschen, die Symptome einer Fettleber haben oder ein erhöhtes Risiko für diese Erkrankung aufweisen, regelmäßig ärztliche Untersuchungen durchführen lassen, um eine frühzeitige Diagnose und Behandlung zu gewährleisten.

Zusammenfassend lässt sich sagen, dass die Symptome einer Fettleber vielfältig und oft unspezifisch sind, was die Diagnose erschweren kann. Zu den häufigsten Symptomen gehören Müdigkeit, allgemeines Unwohlsein und ein Druckgefühl im rechten Oberbauch. In fortgeschrittenen Stadien können schwerwiegendere Symptome wie Gelbsucht und eine vergrößerte Leber auftreten. Verschiedene diagnostische Methoden wie Ultraschall, Bluttests und Leberbiopsien können verwendet werden, um eine Fettleber zu diagnostizieren und das Ausmaß der Erkrankung zu bestimmen. Eine frühzeitige Diagnose ist entscheidend, um geeignete Maßnahmen zur Verbesserung der Lebergesundheit zu ergreifen und schwerwiegende gesundheitliche Folgen zu vermeiden.

2. Grundlagen der leberfreundlichen ernährung

Die Grundlagen der leberfreundlichen Ernährung sind ein wesentlicher Bestandteil der Prävention und Behandlung von Fettlebererkrankungen. Eine leberfreundliche Ernährung konzentriert sich auf die Auswahl entzündungshemmender Lebensmittel und die Integration gesunder Ernährungsgewohnheiten in den Alltag. Diese Ernährungsweise kann nicht nur die Lebergesundheit verbessern, sondern auch das allgemeine Wohlbefinden steigern. Der erste Schritt zu einer leberfreundlichen Ernährung besteht darin, entzündungshemmende Lebensmittel auszuwählen. Entzündungen spielen eine Schlüsselrolle bei der Entwicklung und dem Fortschreiten der Fettlebererkrankung, daher ist es wichtig, Lebensmittel zu konsumieren, die entzündungshemmende Eigenschaften haben. Dazu gehören Obst und Gemüse, die reich an Antioxidantien sind, wie Beeren, Zitrusfrüchte, Brokkoli, Spinat und Karotten. Diese Lebensmittel enthalten Vitamine und Mineralstoffe, die helfen, oxidative Schäden zu reduzieren und Entzündungen zu bekämpfen. Darüber hinaus sind Omega-3-Fettsäuren, die in fettem Fisch wie Lachs, Makrele und Sardinen sowie in Leinsamen und Chiasamen vorkommen, für ihre entzündungshemmenden Eigenschaften bekannt. Der Verzehr dieser Lebensmittel kann dazu beitragen, Entzündungen in der Leber zu reduzieren und die Fettansammlung zu verringern. Ein weiterer wichtiger Aspekt der leberfreundlichen Ernährung ist die Reduzierung von Zucker und raffinierten Kohlenhydraten. Hohe Zucker- und Kohlenhydrataufnahmen können zu einer Insulinresistenz führen, die ein wesentlicher Faktor bei der Entwicklung der Fettlebererkrankung ist. Es ist ratsam, den Konsum von zuckerhaltigen Getränken, Süßigkeiten, Weißbrot und anderen raffinierten Kohlenhydraten zu minimieren. Stattdessen sollten Vollkornprodukte wie Haferflocken, Quinoa, brauner Reis und Vollkornbrot bevorzugt werden. Diese Lebensmittel haben einen niedrigeren glykämischen Index und helfen, den Blutzuckerspiegel stabil zu halten. Die Integration gesunder Ernährungsgewohnheiten in den Alltag erfordert Planung und Bewusstsein. Ein ausgewogener Ernährungsplan, der reich an nährstoffreichen Lebensmitteln ist, kann dabei helfen, die Lebergesundheit zu unterstützen. Es ist wichtig, regelmäßige Mahlzeiten zu sich zu nehmen und auf eine ausreichende Flüssigkeitszufuhr zu achten. Wasser ist die beste Wahl, um den Körper hydratisiert zu halten und die Leberfunktion zu unterstützen. Kräutertees und ungesüßte Getränke sind ebenfalls gute Alternativen. Ein weiterer praktischer Tipp ist die Zubereitung von Mahlzeiten zu Hause. Selbstgekochte Mahlzeiten ermöglichen die Kontrolle über die Zutaten und die Vermeidung von ungesunden Zusatzstoffen und Transfetten, die oft in verarbeiteten Lebensmitteln vorkommen. Es ist hilfreich, einen wöchentlichen Speiseplan zu erstellen und Mahlzeiten im Voraus vorzubereiten, um gesunde Essgewohnheiten beizubehalten, auch wenn der Alltag hektisch ist. Die Einbindung von gesunden Fetten in die Ernährung ist ebenfalls entscheidend. Gesunde Fette, wie sie in Avocados, Nüssen, Samen und Olivenöl vorkommen, können die Lebergesundheit fördern. Diese Fette helfen, den Cholesterinspiegel zu regulieren und Entzündungen zu reduzieren. Es ist jedoch wichtig, den Konsum von gesättigten Fetten und Transfetten, die in frittierten Lebensmitteln, Fast Food und vielen verarbeiteten Snacks enthalten sind, zu begrenzen. Protein ist ein weiterer wichtiger Nährstoff in einer leberfreundlichen Ernährung. Mageres Protein, wie es in Geflügel, Fisch, Eiern und pflanzlichen Quellen wie Bohnen und Linsen vorkommt, kann helfen, die Leberfunktion zu unterstützen und die Muskelmasse zu erhalten. Es ist ratsam, rotes Fleisch und verarbeitete Fleischprodukte zu vermeiden, da diese oft hohe Mengen an gesättigten Fetten und Zusatzstoffen enthalten. Die Bedeutung von Ballaststoffen sollte ebenfalls nicht unterschätzt werden. Ballaststoffreiche Lebensmittel wie Obst, Gemüse, Vollkornprodukte und Hülsenfrüchte fördern die Verdauung und helfen, den Blutzuckerspiegel zu regulieren. Ballaststoffe können auch dazu beitragen, das Risiko von Lebererkrankungen zu verringern, indem sie die Aufnahme von Fett und Zucker im Darm verlangsamen. Eine leberfreundliche Ernährung erfordert auch den bewussten Umgang mit Alkohol. Übermäßiger Alkoholkonsum ist eine der Hauptursachen für Lebererkrankungen, einschließlich der alkoholischen Fettleber. Es ist wichtig, den Alkoholkonsum zu begrenzen oder ganz zu vermeiden, um die Lebergesundheit zu schützen. Wenn Alkohol konsumiert wird, sollte dies in Maßen und vorzugsweise in Verbindung mit einer Mahlzeit erfolgen, um die Belastung der Leber zu verringern. Neben der Ernährung spielen auch Lebensstilfaktoren eine wichtige Rolle bei der Förderung der Lebergesundheit. Regelmäßige körperliche Aktivität kann helfen, das Körpergewicht zu kontrollieren, die Insulinempfindlichkeit zu verbessern und Entzündungen zu reduzieren. Es wird empfohlen, mindestens 150 Minuten moderate körperliche Aktivität pro Woche zu absolvieren, wie z.B. zügiges Gehen, Radfahren oder Schwimmen. Stressbewältigungstechniken wie Meditation, Yoga und Atemübungen können ebenfalls dazu beitragen, die Lebergesundheit zu fördern, indem sie den Cortisolspiegel senken und Entzündungen reduzieren. Insgesamt ist eine leberfreundliche Ernährung ein ganzheitlicher Ansatz, der die Auswahl entzündungshemmender Lebensmittel, die Reduzierung von Zucker und raffinierten Kohlenhydraten, die Integration gesunder Fette und Proteine sowie den bewussten Umgang mit Alkohol umfasst. Durch die Umsetzung dieser Ernährungsstrategien und Lebensstiländerungen können Sie Ihre Lebergesundheit verbessern und das Risiko von Fettlebererkrankungen verringern. Dieses Kapitel bietet Ihnen praktische Tipps und Strategien, um eine ausgewogene und leberfreundliche Ernährung in Ihren Alltag zu integrieren und langfristig von den gesundheitlichen Vorteilen zu profitieren.

2.1 Auswahl entzündungshemmender lebensmittel

Die Auswahl entzündungshemmender Lebensmittel ist ein zentraler Bestandteil einer leberfreundlichen Ernährung und kann maßgeblich dazu beitragen, die Gesundheit Ihrer Leber zu verbessern und zu erhalten. Entzündungen sind eine natürliche Reaktion des Körpers auf Verletzungen oder Infektionen, aber chronische Entzündungen können zu einer Vielzahl von Gesundheitsproblemen führen, einschließlich Fettleber. Glücklicherweise gibt es viele Lebensmittel, die entzündungshemmende Eigenschaften besitzen und die Sie leicht in Ihre tägliche Ernährung integrieren können, um Ihre Lebergesundheit zu unterstützen.

Zu den wichtigsten entzündungshemmenden Lebensmitteln gehören Obst und Gemüse, die reich an Antioxidantien, Vitaminen und Mineralstoffen sind. Beeren wie Blaubeeren, Erdbeeren und Himbeeren sind besonders vorteilhaft, da sie hohe Mengen an Anthocyanen enthalten, die starke entzündungshemmende Wirkungen haben. Studien haben gezeigt, dass der regelmäßige Verzehr von Beeren die Marker für Entzündungen im Körper senken kann. Auch grünes Blattgemüse wie Spinat, Grünkohl und Brokkoli sind hervorragende Quellen für entzündungshemmende Nährstoffe. Diese Gemüsesorten sind reich an Vitamin K, das nachweislich entzündungshemmende Eigenschaften besitzt und die Leberfunktion unterstützt.

Nüsse und Samen sind ebenfalls wichtige Bestandteile einer entzündungshemmenden Ernährung. Mandeln, Walnüsse und Leinsamen sind reich an Omega-3-Fettsäuren, die entzündungshemmend wirken und die Gesundheit der Leber fördern. Omega-3-Fettsäuren helfen, das Gleichgewicht der Fettsäuren im Körper zu regulieren und Entzündungen zu reduzieren. Eine Studie, die im "Journal of Nutrition" veröffentlicht wurde, zeigte, dass der Verzehr von Walnüssen die Leberfunktion verbessern und Entzündungen verringern kann.

Gesunde Fette spielen ebenfalls eine entscheidende Rolle bei der Bekämpfung von Entzündungen. Olivenöl, insbesondere extra natives Olivenöl, ist reich an einfach ungesättigten Fettsäuren und Antioxidantien wie Oleocanthal, das entzündungshemmende Eigenschaften hat, die mit denen von Ibuprofen vergleichbar sind. Der regelmäßige Verzehr von Olivenöl kann dazu beitragen, Entzündungen zu reduzieren und die Gesundheit der Leber zu verbessern. Avocados sind eine weitere ausgezeichnete Quelle für gesunde Fette und enthalten zudem Ballaststoffe und Antioxidantien, die entzündungshemmend wirken.

Fettreiche Fische wie Lachs, Makrele und Sardinen sind reich an Omega-3-Fettsäuren und sollten regelmäßig in den Speiseplan integriert werden. Diese Fische enthalten Eicosapentaensäure (EPA) und Docosahexaensäure (DHA), die starke entzündungshemmende Wirkungen haben. Studien haben gezeigt, dass der Verzehr von fettreichem Fisch die Marker für Entzündungen im Körper senken und die Lebergesundheit verbessern kann.

Gewürze und Kräuter sind ebenfalls wertvolle Ergänzungen einer entzündungshemmenden Ernährung. Kurkuma, das Curcumin enthält, ist ein starkes entzündungshemmendes Mittel, das die Leberfunktion unterstützen kann. Eine Studie, die im "Journal of Clinical Gastroenterology" veröffentlicht wurde, zeigte, dass Curcumin die Leberentzündungen bei Patienten mit Fettlebererkrankungen signifikant reduzieren kann. Ingwer ist ein weiteres Gewürz mit starken entzündungshemmenden Eigenschaften. Es enthält Gingerol, das Entzündungen hemmen und die Lebergesundheit fördern kann.

Knoblauch und Zwiebeln sind ebenfalls entzündungshemmend und sollten regelmäßig in die Ernährung integriert werden. Sie enthalten Schwefelverbindungen, die die Produktion von entzündungshemmenden Enzymen im Körper fördern. Eine Studie, die im "Journal of Nutrition" veröffentlicht wurde, zeigte, dass der Verzehr von Knoblauch die Marker für Entzündungen im Körper senken kann.

Es ist auch wichtig, auf eine ausreichende Zufuhr von Ballaststoffen zu achten, da diese die Darmgesundheit fördern und Entzündungen im Körper reduzieren können. Vollkornprodukte wie Hafer, Quinoa und brauner Reis sind ausgezeichnete Quellen für Ballaststoffe und sollten regelmäßig in den Speiseplan integriert werden. Ballaststoffe helfen, die Verdauung zu regulieren und die Aufnahme von Nährstoffen zu verbessern, was wiederum die Lebergesundheit unterstützt.

Neben der Auswahl der richtigen Lebensmittel ist es auch wichtig, ungesunde Lebensmittel zu vermeiden, die Entzündungen fördern können. Verarbeitete Lebensmittel, die reich an Zucker, gesättigten Fetten und Transfetten sind, sollten vermieden werden, da sie Entzündungen im Körper fördern und die Leber belasten können. Der Verzehr von zuckerhaltigen Getränken, frittierten Lebensmitteln und verarbeiteten Snacks sollte minimiert werden, um die Lebergesundheit zu unterstützen.

Die Integration entzündungshemmender Lebensmittel in Ihre tägliche Ernährung kann auf verschiedene Weise erfolgen. Beginnen Sie Ihren Tag mit einem Frühstück, das reich an Antioxidantien und Ballaststoffen ist, wie Haferflocken mit Beeren und Nüssen. Fügen Sie Ihrem Mittagessen eine Portion grünes Blattgemüse hinzu, wie einen Spinatsalat mit Avocado und Walnüssen. Verwenden Sie Olivenöl als Dressing oder zum Kochen und ergänzen Sie Ihre Mahlzeiten mit fettreichem Fisch wie Lachs oder Makrele. Würzen Sie Ihre Gerichte mit entzündungshemmenden Gewürzen wie Kurkuma und Ingwer und fügen Sie Knoblauch und Zwiebeln hinzu, um den Geschmack und die gesundheitlichen Vorteile zu erhöhen.

Ein Beispiel für ein entzündungshemmendes Rezept ist ein Linsensalat mit geröstetem Gemüse. Dieses Gericht ist reich an Ballaststoffen, Antioxidantien und gesunden Fetten und kann leicht in Ihren Speiseplan integriert werden. Beginnen Sie mit dem Rösten von Gemüse wie Paprika, Zucchini und Karotten im Ofen mit etwas Olivenöl und Gewürzen. Kochen Sie die Linsen und mischen Sie sie mit dem gerösteten Gemüse, fügen Sie gehackte Walnüsse und frische Kräuter wie Petersilie hinzu und beträufeln Sie den Salat mit einer Vinaigrette aus Olivenöl und Zitronensaft. Dieses Gericht ist nicht nur lecker, sondern auch äußerst gesund und unterstützt die Lebergesundheit.

Ein weiteres Beispiel ist ein Smoothie aus grünem Blattgemüse, Beeren und Leinsamen. Mischen Sie eine Handvoll Spinat, eine Tasse gemischte Beeren, einen Esslöffel Leinsamen und etwas Wasser oder ungesüßte Mandelmilch in einem Mixer, bis der Smoothie glatt ist. Dieser Smoothie ist reich an Antioxidantien, Omega-3-Fettsäuren und Ballaststoffen und kann als Frühstück oder Snack genossen werden.

Durch die bewusste Auswahl entzündungshemmender Lebensmittel und deren Integration in Ihre tägliche Ernährung können Sie die Gesundheit Ihrer Leber verbessern und das Risiko von Fettlebererkrankungen verringern. Es ist wichtig, eine ausgewogene Ernährung beizubehalten und auf eine Vielzahl von nährstoffreichen Lebensmitteln zu setzen, um die besten Ergebnisse zu erzielen. Indem Sie sich auf entzündungshemmende Lebensmittel konzentrieren und ungesunde Lebensmittel vermeiden, können Sie einen positiven Einfluss auf Ihre Lebergesundheit und Ihr allgemeines Wohlbefinden ausüben.

2.2 Integration gesunder ernährungsgewohnheiten

Die Integration gesunder Ernährungsgewohnheiten in den Alltag kann eine Herausforderung darstellen, insbesondere für Menschen mit einem hektischen Lebensstil. Doch mit einigen praktischen Tipps und Strategien kann dieser Prozess erheblich erleichtert werden. Ein wesentlicher Schritt zur Integration gesunder Ernährungsgewohnheiten ist die Planung und Vorbereitung von Mahlzeiten. Dies beginnt mit der Erstellung eines wöchentlichen Ernährungsplans, der auf leberfreundlichen Lebensmitteln basiert. Ein solcher Plan hilft nicht nur, den Überblick über die benötigten Zutaten zu behalten, sondern auch, spontane und ungesunde Essensentscheidungen zu vermeiden. Es ist ratsam, einen festen Tag in der Woche für die Planung und den Einkauf der Lebensmittel einzuplanen. Dabei sollte man darauf achten, eine Vielzahl von frischen, entzündungshemmenden Lebensmitteln wie Obst, Gemüse, Vollkornprodukte, mageres Fleisch und Fisch in den Einkaufswagen zu legen.

Die Vorbereitung der Mahlzeiten im Voraus kann ebenfalls eine große Hilfe sein. Indem man größere Mengen von gesunden Gerichten kocht und diese in Portionen aufteilt, hat man immer eine gesunde Mahlzeit zur Hand, auch wenn die Zeit knapp ist. Ein Beispiel hierfür ist das Kochen von Quinoa oder braunem Reis, die als Basis für verschiedene Gerichte dienen können. Diese können dann mit verschiedenen Gemüsesorten, Hühnchen oder Tofu kombiniert werden, um abwechslungsreiche und nahrhafte Mahlzeiten zu kreieren. Auch das Einfrieren von vorbereiteten Mahlzeiten kann eine sinnvolle Strategie sein, um an stressigen Tagen auf gesunde Optionen zurückgreifen zu können.

Ein weiterer wichtiger Aspekt ist die Überwindung ungesunder Essgewohnheiten. Dies erfordert oft eine bewusste Auseinandersetzung mit den eigenen Essgewohnheiten und den Auslösern für ungesundes Essverhalten. Ein Ernährungstagebuch kann dabei helfen, Muster zu erkennen und gezielt zu ändern. Es ist auch hilfreich, sich kleine, erreichbare Ziele zu setzen, um schrittweise Veränderungen in der Ernährung vorzunehmen. Zum Beispiel könnte man damit beginnen, den Zuckerkonsum zu reduzieren, indem man zuckerhaltige Getränke durch Wasser oder ungesüßten Tee ersetzt. Auch das Ersetzen von Weißmehlprodukten durch Vollkornvarianten ist ein einfacher Schritt, der einen großen Unterschied machen kann.

Die Integration gesunder Ernährungsgewohnheiten erfordert auch eine bewusste Auswahl der Lebensmittel, die man zu Hause vorrätig hat. Ein gut gefüllter Kühlschrank mit frischem Obst und Gemüse, magerem Fleisch, Fisch und Vollkornprodukten erleichtert es, gesunde Mahlzeiten zuzubereiten. Es ist auch sinnvoll, gesunde Snacks wie Nüsse, Samen, Joghurt und Hummus griffbereit zu haben, um Heißhungerattacken vorzubeugen. Indem man ungesunde Snacks wie Chips und Süßigkeiten aus der Küche verbannt, reduziert man die Versuchung, zu diesen zu greifen.

Ein weiterer wichtiger Faktor ist die Einbindung der ganzen Familie in den Prozess. Gemeinsames Kochen und Essen fördert nicht nur gesunde Essgewohnheiten, sondern stärkt auch die familiären Bindungen. Kinder können von klein auf lernen, wie wichtig eine ausgewogene Ernährung ist, und entwickeln so gesunde Gewohnheiten, die sie ein Leben lang begleiten. Es kann auch hilfreich sein, neue Rezepte gemeinsam auszuprobieren und die Kinder in die Auswahl der Lebensmittel einzubeziehen.

Die Integration gesunder Ernährungsgewohnheiten erfordert auch eine Anpassung der Essgewohnheiten außerhalb des Hauses. Dies kann besonders herausfordernd sein, wenn man berufstätig ist und oft auswärts isst. Hier ist es wichtig, sich im Voraus über die Speisekarten der Restaurants zu informieren und gesunde Optionen auszuwählen. Viele Restaurants bieten mittlerweile leberfreundliche und gesunde Gerichte an, die reich an Gemüse und magerem Protein sind. Auch das Mitbringen von selbst zubereiteten Mahlzeiten zur Arbeit kann eine gute Strategie sein, um gesunde Essgewohnheiten beizubehalten.

Neben der Ernährung spielt auch die Flüssigkeitszufuhr eine entscheidende Rolle für die Lebergesundheit. Es ist wichtig, ausreichend Wasser zu trinken, um den Körper zu hydrieren und die Leber bei ihrer Entgiftungsfunktion zu unterstützen. Zuckerhaltige Getränke und Alkohol sollten vermieden oder stark reduziert werden, da sie die Leber belasten können. Kräutertees und ungesüßte Fruchtgetränke können eine gesunde Alternative sein.

Die Integration gesunder Ernährungsgewohnheiten erfordert Geduld und Ausdauer. Es ist wichtig, sich nicht entmutigen zu lassen, wenn es einmal nicht perfekt läuft. Kleine Rückschläge sind normal und sollten als Teil des Lernprozesses betrachtet werden. Mit der Zeit werden die neuen Gewohnheiten zur Routine und es wird immer einfacher, sich gesund zu ernähren. Es kann auch hilfreich sein, sich Unterstützung zu suchen, sei es durch Freunde, Familie oder professionelle Ernährungsberater. Der Austausch von Erfahrungen und Tipps kann motivierend wirken und dabei helfen, auf dem richtigen Weg zu bleiben.

Zusammenfassend lässt sich sagen, dass die Integration gesunder Ernährungsgewohnheiten in den Alltag eine bewusste Planung und Vorbereitung erfordert. Durch die Auswahl entzündungshemmender Lebensmittel, die Vorbereitung von Mahlzeiten im Voraus und die Überwindung ungesunder Essgewohnheiten kann man einen großen Beitrag zur Lebergesundheit leisten. Es ist wichtig, sich realistische Ziele zu setzen und sich nicht entmutigen zu lassen, wenn es einmal nicht perfekt läuft. Mit der Zeit werden die neuen Gewohnheiten zur Routine und es wird immer einfacher, sich gesund zu ernähren.

3. Leckere und gesunde frühstücksrezepte
3.1 Haferflocken mit beeren und mandeln

Vorbereitungszeit: 5 min / Kochzeit: 5 min / Portionen: 2

Zutaten
- 100 g - Haferflocken
- 250 ml - Mandelmilch
- 100 g - Gemischte Beeren (z.B. Himbeeren, Blaubeeren, Erdbeeren)
- 2 EL - Mandeln, gehackt
- 1 EL - Honig oder Ahornsirup
- 1 TL - Chiasamen (optional)
- 1 Prise - Zimt (optional)

Zubereitung
Schritt 1: Haferflocken und Mandelmilch in einen Topf geben und bei mittlerer Hitze erwärmen. Unter ständigem Rühren etwa 5 Minuten kochen lassen, bis die Haferflocken weich und cremig sind.
Schritt 2: Die Haferflocken auf zwei Schüsseln verteilen. Die gemischten Beeren gleichmäßig auf die Schüsseln verteilen.
Schritt 3: Die gehackten Mandeln über die Beeren streuen. Nach Belieben mit Honig oder Ahornsirup süßen.
Schritt 4: Optional können Sie Chiasamen und eine Prise Zimt hinzufügen, um zusätzlichen Geschmack und Nährstoffe zu erhalten.

Nährwerte
Kal: 350 / Kohlenhydrate: 55 g / Zucker: 15 g / Protein: 10 g / Fett: 10 g

3.2 Vollkornbrot mit avocado und tomaten

Vorbereitungszeit: 10 min / Kochzeit: 5 min / Portionen: 2

Zutaten
- 4 Scheiben - Vollkornbrot
- 2 - Avocados
- 2 - Tomaten
- 1 EL - Zitronensaft
- 1 Prise - Salz
- 1 Prise - Pfeffer
- 1 EL - Olivenöl
- 1 EL - gehackte frische Petersilie

Methode
Schritt 1: Die Avocados halbieren, den Kern entfernen und das Fruchtfleisch in eine Schüssel geben. Mit einer Gabel zerdrücken, Zitronensaft, Salz und Pfeffer hinzufügen und gut vermischen.
Schritt 2: Die Tomaten in dünne Scheiben schneiden.
Schritt 3: Die Vollkornbrotscheiben leicht toasten.
Schritt 4: Die Avocadomischung gleichmäßig auf die getoasteten Brotscheiben verteilen.
Schritt 5: Die Tomatenscheiben auf die Avocadocreme legen.
Schritt 6: Mit einem Spritzer Olivenöl beträufeln und mit gehackter Petersilie bestreuen.

Nährwerte
Kal: 350 / Kohlenhydrate: 40 g / Zucker: 3 g / Eiweiß: 8 g / Fett: 18 g

3.3 Grüner smoothie mit spinat und apfel

Vorbereitungszeit: 10 min / Kochzeit: 0 min / Portionen: 2

Zutaten
- 100 g - frischer Spinat
- 1 - grüner Apfel
- 1 - Banane
- 200 ml - ungesüßte Mandelmilch
- 1 EL - Chiasamen
- 1 TL - Honig (optional)
- 1/2 - Zitrone (Saft)
- 4 - Eiswürfel

Zubereitung
Schritt 1: Den Spinat gründlich waschen und abtropfen lassen.
Schritt 2: Den Apfel entkernen und in kleine Stücke schneiden.
Schritt 3: Die Banane schälen und in Stücke brechen.
Schritt 4: Alle Zutaten (Spinat, Apfel, Banane, Mandelmilch, Chiasamen, Honig, Zitronensaft und Eiswürfel) in einen Mixer geben.
Schritt 5: Mixen, bis eine glatte Konsistenz erreicht ist.
Schritt 6: Den Smoothie in zwei Gläser gießen und sofort servieren.

Nährwerte
Kal: 150 / Kohlenhydrate: 30 g / Zucker: 18 g / Eiweiß: 4 g / Fett: 3 g

3.4 Quark mit leinsamen und honig

Vorbereitungszeit: 10 min / Kochzeit: 0 min / Portionen: 2

Zutaten
- 250 g - Magerquark
- 2 EL - Leinsamen
- 2 EL - Honig
- 1 TL - Vanilleextrakt
- 1 - Apfel (mittelgroß)
- 1 - Banane (mittelgroß)
- 1 Prise - Zimt

Zubereitung
Schritt 1: Den Magerquark in eine Schüssel geben und glatt rühren.
Schritt 2: Leinsamen, Honig und Vanilleextrakt zum Quark hinzufügen und gut vermischen.
Schritt 3: Den Apfel und die Banane schälen und in kleine Stücke schneiden.
Schritt 4: Die Obststücke zum Quark geben und vorsichtig unterheben.
Schritt 5: Mit einer Prise Zimt bestreuen und sofort servieren.

Nährwerte
Kal: 250 / Kohlenhydrate: 30 g / Zucker: 22 g / Eiweiß: 18 g / Fett: 5 g

3.5 Rührei mit gemüse

Vorbereitungszeit: 10 min / Kochzeit: 10 min / Portionen: 2

Zutaten
- 4 - Eier
- 1 - kleine Zwiebel
- 1 - rote Paprika
- 1 - kleine Zucchini
- 1 - Tomate
- 2 EL - Milch
- 1 EL - Olivenöl
- Salz und Pfeffer nach Geschmack
- Frische Kräuter (z.B. Petersilie oder Schnittlauch) zum Garnieren

Methode
Schritt 1: Die Zwiebel schälen und fein hacken. Die Paprika, Zucchini und Tomate waschen und in kleine Würfel schneiden.

Schritt 2: In einer Pfanne das Olivenöl erhitzen und die Zwiebel darin glasig dünsten. Dann die Paprika und Zucchini hinzufügen und für etwa 5 Minuten anbraten, bis das Gemüse weich ist. Zum Schluss die Tomatenwürfel hinzufügen und kurz mitbraten.

Schritt 3: In einer Schüssel die Eier mit der Milch verquirlen und mit Salz und Pfeffer würzen. Die Eiermischung über das Gemüse in der Pfanne gießen und bei mittlerer Hitze stocken lassen, dabei gelegentlich umrühren, bis die Eier die gewünschte Konsistenz erreicht haben.

Schritt 4: Das Rührei mit frischen Kräutern garnieren und sofort servieren.

Nährwerte
Kal: 250 / Kohlenhydrate: 8 g / Zucker: 5 g / Protein: 16 g / Fett: 18 g

3.6 Chia-pudding mit kokosmilch und beeren

Vorbereitungszeit: 10 min / Kochzeit: 0 min / Portionen: 2

Zutaten
- 400 ml - Kokosmilch
- 6 EL - Chiasamen
- 1 EL - Ahornsirup (optional)
- 1 TL - Vanilleextrakt
- 200 g - Beeren (z.B. Himbeeren, Blaubeeren, Erdbeeren)
- 2 EL - Kokosraspeln (optional)

Zubereitung
Schritt 1: In einer Schüssel die Kokosmilch, Chiasamen, Ahornsirup und Vanilleextrakt gut vermischen.
Schritt 2: Die Mischung für mindestens 4 Stunden oder über Nacht im Kühlschrank quellen lassen.
Schritt 3: Den Chia-Pudding gleichmäßig auf zwei Schüsseln verteilen.
Schritt 4: Die Beeren auf den Chia-Pudding geben und nach Belieben mit Kokosraspeln bestreuen.

Nährwerte
Kal: 350 / Kohlenhydrate: 25 g / Zucker: 10 g / Eiweiß: 6 g / Fett: 25 g

3.7 Buchweizenpfannkuchen mit obst

Vorbereitungszeit: 10 min / Kochzeit: 15 min / Portionen: 2

Zutaten
- 100 g - Buchweizenmehl
- 1 TL - Backpulver
- 1 Prise - Salz
- 1 EL - Ahornsirup
- 200 ml - Mandelmilch
- 1 - Ei
- 1 TL - Vanilleextrakt
- 1 EL - Kokosöl (zum Braten)
- 100 g - gemischte Beeren (z.B. Erdbeeren, Blaubeeren, Himbeeren)
- 1 - Banane (in Scheiben geschnitten)
- 2 EL - Joghurt (optional)

Zubereitung
Schritt 1: In einer großen Schüssel Buchweizenmehl, Backpulver und Salz vermischen.
Schritt 2: In einer separaten Schüssel Ahornsirup, Mandelmilch, Ei und Vanilleextrakt verquirlen.
Schritt 3: Die flüssigen Zutaten zu den trockenen Zutaten geben und gut vermischen, bis ein glatter Teig entsteht.
Schritt 4: Eine Pfanne bei mittlerer Hitze erhitzen und das Kokosöl darin schmelzen.
Schritt 5: Eine kleine Menge Teig in die Pfanne geben und die Pfannkuchen etwa 2-3 Minuten pro Seite goldbraun backen.
Schritt 6: Die fertigen Pfannkuchen auf einem Teller stapeln und mit den gemischten Beeren und Bananenscheiben garnieren. Optional mit Joghurt servieren.

Nährwerte
Cal: 350 / Carbs: 55 g / Zucker: 15 g / Protein: 10 g / Fett: 10 g

3.8 Müsli mit joghurt und frischen früchten

Vorbereitungszeit: 10 min / Kochzeit: 0 min / Portionen: 2

Zutaten
- 200 g - Naturjoghurt
- 100 g - Haferflocken
- 1 - Apfel
- 1 - Banane
- 100 g - Beeren (z.B. Heidelbeeren, Himbeeren)
- 1 EL - Honig
- 1 EL - Leinsamen
- 1 TL - Zimt

Methode
Schritt 1: Den Apfel waschen, entkernen und in kleine Stücke schneiden. Die Banane schälen und in Scheiben schneiden.
Schritt 2: Den Naturjoghurt gleichmäßig auf zwei Schüsseln verteilen.
Schritt 3: Die Haferflocken auf den Joghurt streuen.
Schritt 4: Die Apfelstücke, Bananenscheiben und Beeren auf den Haferflocken verteilen.
Schritt 5: Den Honig über das Müsli träufeln.
Schritt 6: Die Leinsamen und den Zimt gleichmäßig über das Müsli streuen.
Schritt 7: Alles gut vermischen und sofort servieren.

Nährwerte
Kal: 350 / Kohlenhydrate: 55 g / Zucker: 25 g / Eiweiß: 10 g / Fett: 8 g

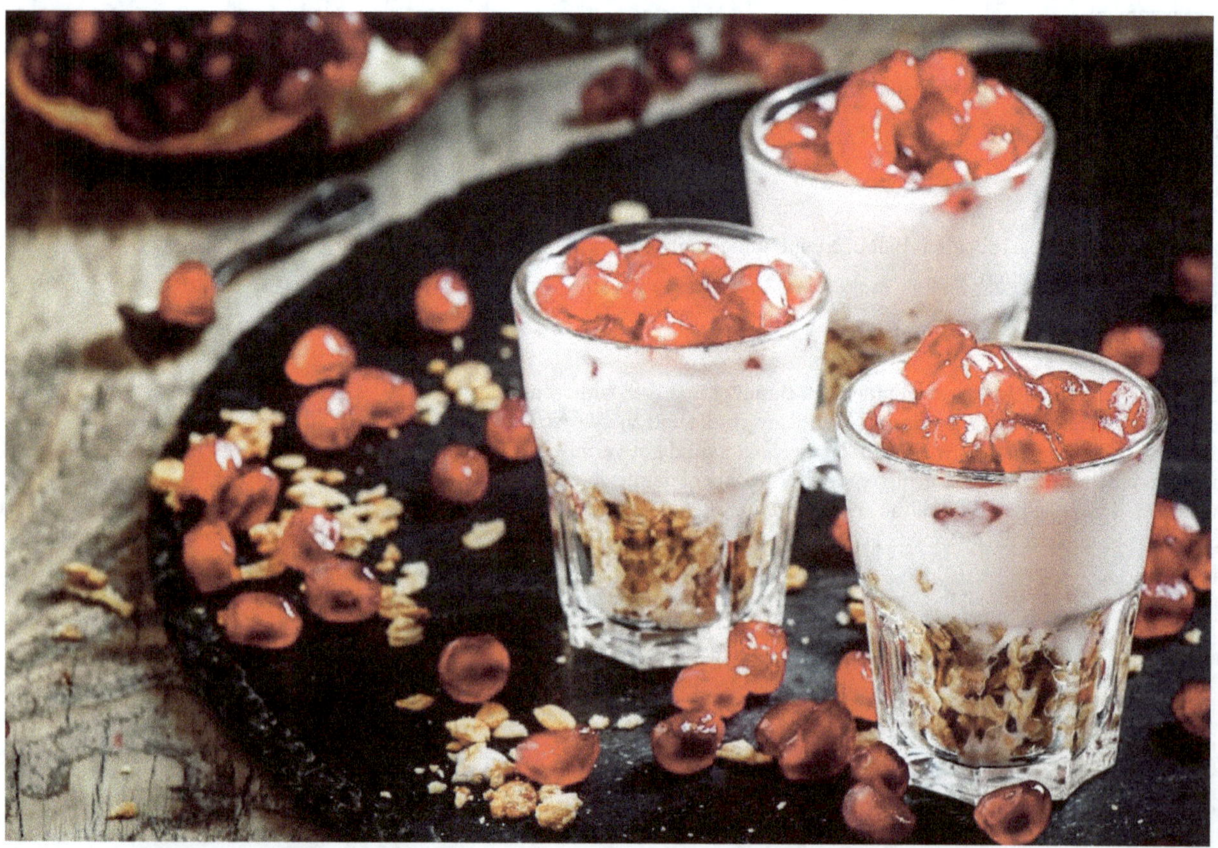

3.9 Gemüse-omelett mit paprika und zwiebeln

Vorbereitungszeit: 10 min / Kochzeit: 15 min / Portionen: 2

Zutaten
- 4 Eier
- 1 rote Paprika
- 1 gelbe Paprika
- 1 kleine Zwiebel
- 1 EL Olivenöl
- Salz und Pfeffer nach Geschmack
- 1 EL gehackte Petersilie (optional)

Zubereitung
Schritt 1: Die Paprika waschen, entkernen und in kleine Würfel schneiden. Die Zwiebel schälen und fein hacken.
Schritt 2: In einer großen Pfanne das Olivenöl bei mittlerer Hitze erhitzen. Die Zwiebeln hinzufügen und etwa 3 Minuten anbraten, bis sie weich sind.
Schritt 3: Die Paprikawürfel in die Pfanne geben und weitere 5 Minuten braten, bis das Gemüse weich ist.
Schritt 4: In einer Schüssel die Eier verquirlen und mit Salz und Pfeffer würzen.
Schritt 5: Die verquirlten Eier in die Pfanne gießen und gleichmäßig über das Gemüse verteilen. Die Hitze reduzieren und das Omelett etwa 5-7 Minuten kochen lassen, bis die Eier fest sind.
Schritt 6: Das Omelett vorsichtig mit einem Spatel umklappen und weitere 2 Minuten kochen lassen.
Schritt 7: Das fertige Omelett auf zwei Teller verteilen und nach Belieben mit gehackter Petersilie bestreuen.

Nährwerte
Kalorien: 250 / Kohlenhydrate: 10 g / Zucker: 5 g / Eiweiß: 15 g / Fett: 18 g

3.10 Quinoa-porridge mit mandelmilch und zimt

Vorbereitungszeit: 5 min / Kochzeit: 15 min / Portionen: 2

Zutaten
- 100 g - Quinoa
- 250 ml - Mandelmilch
- 1 EL - Ahornsirup
- 1 TL - Zimt
- 1 Prise - Salz
- 1 TL - Vanilleextrakt
- 1 - Banane, in Scheiben geschnitten
- 2 EL - gehackte Mandeln
- 1 EL - Chiasamen
- 1 Handvoll - frische Beeren (z.B. Heidelbeeren, Himbeeren)

Methode
Schritt 1: Quinoa gründlich unter fließendem Wasser abspülen.
Schritt 2: Quinoa, Mandelmilch, Ahornsirup, Zimt und Salz in einen mittelgroßen Topf geben und zum Kochen bringen.
Schritt 3: Hitze reduzieren und 15 Minuten köcheln lassen, bis die Quinoa weich ist und die Flüssigkeit aufgesogen hat. Gelegentlich umrühren.
Schritt 4: Vanilleextrakt unterrühren.
Schritt 5: Quinoa-Porridge auf zwei Schüsseln verteilen. Mit Bananenscheiben, gehackten Mandeln, Chiasamen und frischen Beeren garnieren.

Nährwerte
Cal: 350 / Carbs: 55 g / Zucker: 15 g / Protein: 10 g / Fett: 10 g

3.11 Smørrebrød mit lachs und dill

Vorbereitungszeit: 15 min / Kochzeit: 0 min / Portionen: 2

Zutaten
- 4 Scheiben - Roggenbrot
- 200 g - Räucherlachs
- 100 g - Frischkäse
- 1 EL - Zitronensaft
- 1 TL - Honig
- 1 Bund - Dill, fein gehackt
- 1 kleine - rote Zwiebel, in dünne Ringe geschnitten
- 1 - Avocado, in Scheiben geschnitten
- Salz und Pfeffer nach Geschmack

Zubereitung
Schritt 1: Frischkäse, Zitronensaft, Honig und die Hälfte des gehackten Dills in einer Schüssel gut vermischen. Mit Salz und Pfeffer abschmecken.
Schritt 2: Die Roggenbrotscheiben leicht toasten und dann mit der Frischkäse-Dill-Mischung bestreichen.
Schritt 3: Den Räucherlachs gleichmäßig auf die Brotscheiben verteilen.
Schritt 4: Die Avocadoscheiben und die Zwiebelringe auf den Lachs legen.
Schritt 5: Mit dem restlichen gehackten Dill bestreuen und sofort servieren.

Nährwerte
Kalorien: 350 kcal / Kohlenhydrate: 30 g / Zucker: 5 g / Eiweiß: 20 g / Fett: 18 g

3.12 Hirsebrei mit apfel und zimt

Vorbereitungszeit: 10 min / Kochzeit: 15 min / Portionen: 2

Zutaten
- 100 g - Hirse
- 300 ml - Wasser
- 1 Prise - Salz
- 1 - Apfel
- 1 TL - Zimt
- 1 EL - Honig
- 100 ml - Milch (oder pflanzliche Milchalternative)
- 1 EL - gehackte Mandeln (optional)

Methode
Schritt 1: Die Hirse in einem Sieb unter fließendem Wasser gründlich abspülen.
Schritt 2: Das Wasser in einem Topf zum Kochen bringen, die Hirse und eine Prise Salz hinzufügen. Die Hitze reduzieren und die Hirse bei schwacher Hitze etwa 10-15 Minuten köcheln lassen, bis das Wasser vollständig aufgesogen ist.
Schritt 3: Während die Hirse kocht, den Apfel waschen, entkernen und in kleine Würfel schneiden.
Schritt 4: Sobald die Hirse fertig ist, die Milch und den Zimt unterrühren. Den Topf vom Herd nehmen und den Honig hinzufügen.
Schritt 5: Die Apfelwürfel unter den Hirsebrei heben und alles gut vermischen.
Schritt 6: Den Hirsebrei auf zwei Schüsseln verteilen und nach Belieben mit gehackten Mandeln bestreuen.

Nährwerte
Kalorien: 300 / Kohlenhydrate: 55 g / Zucker: 20 g / Eiweiß: 6 g / Fett: 5 g

3.13 Griechischer joghurt mit walnüssen und honig

Zubereitungszeit: 5 min / Kochzeit: 0 min / Portionen: 2

Zutaten
- 400 g - Griechischer Joghurt
- 60 g - Walnüsse
- 2 EL - Honig
- 1 TL - Zimt (optional)
- 1 TL - Vanilleextrakt (optional)

Methode
Schritt 1: Den griechischen Joghurt gleichmäßig auf zwei Schüsseln verteilen.
Schritt 2: Die Walnüsse grob hacken und gleichmäßig über den Joghurt streuen.
Schritt 3: Den Honig über die Walnüsse und den Joghurt träufeln.
Schritt 4: Optional können Sie eine Prise Zimt und einen Tropfen Vanilleextrakt hinzufügen, um den Geschmack zu verfeinern.

Nährwerte
Kal: 350 / Kohlenhydrate: 30 g / Zucker: 25 g / Eiweiß: 15 g / Fett: 20 g

3.14 Süßkartoffel-toast mit hummus und rucola

Vorbereitungszeit: 10 min / Kochzeit: 20 min / Portionen: 2

Zutaten
- 2 mittelgroße Süßkartoffeln
- 4 EL Hummus
- 1 Handvoll Rucola
- 1 EL Olivenöl
- 1 Prise Salz
- 1 Prise Pfeffer
- 1 TL Sesamsamen (optional)

Methode
Schritt 1: Die Süßkartoffeln schälen und in etwa 1 cm dicke Scheiben schneiden.
Schritt 2: Die Süßkartoffelscheiben in einem Toaster oder auf einem Grillrost im Ofen bei 200°C etwa 15-20 Minuten rösten, bis sie weich und leicht gebräunt sind.
Schritt 3: Die gerösteten Süßkartoffelscheiben aus dem Toaster oder Ofen nehmen und kurz abkühlen lassen.
Schritt 4: Jede Scheibe mit 1 EL Hummus bestreichen.
Schritt 5: Den Rucola waschen und trocken schütteln. Auf den Hummus legen.
Schritt 6: Mit Olivenöl beträufeln und mit Salz, Pfeffer und Sesamsamen (optional) bestreuen.

Nährwerte
Kal: 250 / Kohlenhydrate: 35 g / Zucker: 9 g / Eiweiß: 5 g / Fett: 10 g

4. Nährstoffreiche mittagsgerichte
4.1 Gebratene hähnchenbrust mit quinoa und gemüse

Vorbereitungszeit: 15 min / Kochzeit: 25 min / Portionen: 2

Zutaten
- 2 Stück - Hähnchenbrustfilets (je ca. 150g)
- 1 Tasse - Quinoa
- 2 Tassen - Wasser
- 1 EL - Olivenöl
- 1 - Zucchini, gewürfelt
- 1 - Paprika, gewürfelt
- 1 - Karotte, in Scheiben geschnitten
- 1/2 - Zwiebel, gewürfelt
- 2 Knoblauchzehen, gehackt
- 1 TL - Paprikapulver
- 1 TL - getrockneter Oregano
- Salz und Pfeffer nach Geschmack
- 1 EL - Zitronensaft
- Frische Petersilie zum Garnieren

Methode
Schritt 1: Quinoa unter fließendem Wasser abspülen. In einem Topf 2 Tassen Wasser zum Kochen bringen, Quinoa hinzufügen, die Hitze reduzieren und zugedeckt etwa 15 Minuten köcheln lassen, bis das Wasser absorbiert ist. Vom Herd nehmen und beiseite stellen.
Schritt 2: Während die Quinoa kocht, die Hähnchenbrustfilets mit Paprikapulver, Oregano, Salz und Pfeffer würzen. In einer Pfanne das Olivenöl erhitzen und die Hähnchenbrustfilets bei mittlerer Hitze von beiden Seiten jeweils 6-7 Minuten braten, bis sie durchgegart sind. Aus der Pfanne nehmen und warm halten.
Schritt 3: In derselben Pfanne die Zwiebel und den Knoblauch anbraten, bis sie weich sind. Zucchini, Paprika und Karotte hinzufügen und etwa 5-7 Minuten braten, bis das Gemüse zart, aber noch bissfest ist. Mit Salz und Pfeffer abschmecken.
Schritt 4: Quinoa und Zitronensaft zum Gemüse in die Pfanne geben und gut vermischen. Die Hähnchenbrustfilets aufschneiden und auf dem Quinoa-Gemüse-Bett anrichten. Mit frischer Petersilie garnieren und servieren.

Nährwerte
Kalorien: 450 / Kohlenhydrate: 45 g / Zucker: 5 g / Eiweiß: 40 g / Fett: 12 g

4.2 Linsensalat mit geröstetem gemüse

Vorbereitungszeit: 20 min / Kochzeit: 25 min / Portionen: 2

Zutaten
- 150 g - grüne Linsen
- 1 - rote Paprika, gewürfelt
- 1 - gelbe Paprika, gewürfelt
- 1 - Zucchini, gewürfelt
- 1 - rote Zwiebel, in Ringe geschnitten
- 2 EL - Olivenöl
- 1 TL - Kreuzkümmel
- 1 TL - Paprikapulver
- 1 - Knoblauchzehe, gehackt
- 1 - Zitrone (Saft und Schale)
- 2 EL - frische Petersilie, gehackt
- Salz und Pfeffer nach Geschmack

Methode
Schritt 1: Die Linsen in einem Topf mit Wasser zum Kochen bringen. Etwa 20 Minuten köcheln lassen, bis sie weich sind, dann abgießen und beiseite stellen.
Schritt 2: Während die Linsen kochen, den Ofen auf 200°C vorheizen. Die gewürfelten Paprika, Zucchini und die Zwiebelringe auf einem Backblech verteilen. Mit 1 EL Olivenöl, Kreuzkümmel, Paprikapulver, Salz und Pfeffer vermengen. Im Ofen 20-25 Minuten rösten, bis das Gemüse weich und leicht gebräunt ist.
Schritt 3: In einer großen Schüssel die gekochten Linsen, das geröstete Gemüse und den gehackten Knoblauch vermengen. Den Saft und die Schale der Zitrone, die restlichen 1 EL Olivenöl und die gehackte Petersilie hinzufügen. Alles gut vermischen und mit Salz und Pfeffer abschmecken.
Schritt 4: Den Linsensalat auf zwei Teller verteilen und sofort servieren.

Nährwerte
Kalorien: 450 kcal / Kohlenhydrate: 60 g / Zucker: 10 g / Eiweiß: 18 g / Fett: 15 g

4.3 Gegrillter lachs mit spinat und süßkartoffelpüree

Vorbereitungszeit: 15 min / Kochzeit: 25 min / Portionen: 2

Zutaten
- 2 Lachsfilets (je ca. 150 g)
- 300 g frischer Spinat
- 2 mittelgroße Süßkartoffeln (ca. 400 g)
- 2 EL Olivenöl
- 1 Knoblauchzehe, gehackt
- 1 TL Zitronensaft
- Salz und Pfeffer nach Geschmack
- 1 EL Butter
- 50 ml Milch
- 1 Prise Muskatnuss

Zubereitung
Schritt 1: Die Süßkartoffeln schälen und in kleine Würfel schneiden. In einem Topf mit Salzwasser zum Kochen bringen und etwa 15 Minuten kochen, bis sie weich sind. Abgießen und zurück in den Topf geben.
Schritt 2: Die gekochten Süßkartoffeln mit Butter, Milch und Muskatnuss pürieren. Mit Salz und Pfeffer abschmecken und warm halten.
Schritt 3: Während die Süßkartoffeln kochen, den Spinat waschen und abtropfen lassen. In einer Pfanne 1 EL Olivenöl erhitzen und den gehackten Knoblauch hinzufügen. Den Spinat dazugeben und etwa 3-4 Minuten anbraten, bis er zusammengefallen ist. Mit Salz, Pfeffer und Zitronensaft abschmecken.
Schritt 4: Die Lachsfilets mit Salz und Pfeffer würzen. In einer Grillpfanne 1 EL Olivenöl erhitzen und die Lachsfilets bei mittlerer Hitze etwa 4-5 Minuten pro Seite grillen, bis sie durchgegart sind.
Schritt 5: Den gegrillten Lachs mit dem Spinat und dem Süßkartoffelpüree auf Tellern anrichten und sofort servieren.

Nährwerte pro Portion
Kalorien: 520 kcal / Kohlenhydrate: 45 g / Zucker: 10 g / Eiweiß: 35 g / Fett: 22 g

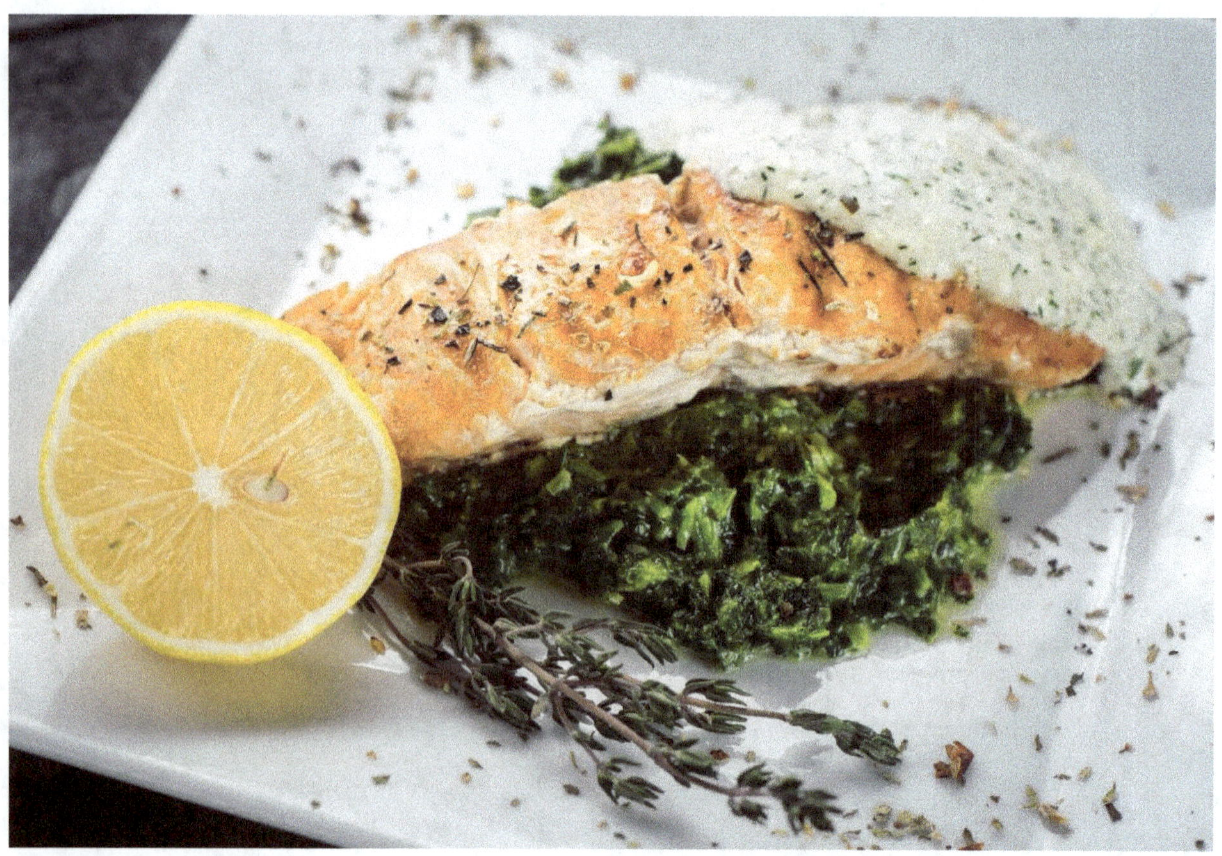

4.4 Kichererbsen-curry mit braunem reis

Vorbereitungszeit: 15 min / Kochzeit: 30 min / Portionen: 2

Zutaten
- 200 g - Brauner Reis
- 1 EL - Olivenöl
- 1 - Zwiebel, fein gehackt
- 2 - Knoblauchzehen, gehackt
- 1 EL - Ingwer, frisch gerieben
- 1 - Karotte, in Scheiben geschnitten
- 1 - Rote Paprika, gewürfelt
- 1 Dose (400 g) - Kichererbsen, abgetropft und gespült
- 400 ml - Kokosmilch
- 200 ml - Gemüsebrühe
- 2 EL - Currypulver
- 1 TL - Kreuzkümmel, gemahlen
- 1 TL - Koriander, gemahlen
- 1 TL - Kurkuma, gemahlen
- Salz und Pfeffer nach Geschmack
- Frischer Koriander, gehackt (zum Garnieren)
- 1 - Limette, in Spalten geschnitten (zum Servieren)

Methode
Schritt 1: Den braunen Reis nach Packungsanweisung kochen. Beiseitestellen.
Schritt 2: In einem großen Topf das Olivenöl bei mittlerer Hitze erhitzen. Die Zwiebel hinzufügen und 5 Minuten anbraten, bis sie weich ist.
Schritt 3: Knoblauch und Ingwer hinzufügen und weitere 2 Minuten anbraten.
Schritt 4: Karotte und rote Paprika hinzufügen und 5 Minuten kochen lassen, bis das Gemüse leicht weich ist.
Schritt 5: Kichererbsen, Kokosmilch, Gemüsebrühe, Currypulver, Kreuzkümmel, Koriander und Kurkuma hinzufügen. Gut umrühren und zum Kochen bringen.
Schritt 6: Die Hitze reduzieren und das Curry 15-20 Minuten köcheln lassen, bis das Gemüse weich und die Sauce eingedickt ist. Mit Salz und Pfeffer abschmecken.
Schritt 7: Das Curry auf zwei Teller verteilen und mit dem gekochten braunen Reis servieren. Mit frischem Koriander garnieren und mit Limettenspalten servieren.

Nährwerte
Kal: 600 / Kohlenhydrate: 80 g / Zucker: 10 g / Eiweiß: 18 g / Fett: 20 g

4.5 Gemüsepfanne mit tofu und basmatireis

Vorbereitungszeit: 15 min / Kochzeit: 20 min / Portionen: 2

Zutaten
- 200 g - Tofu, in Würfel geschnitten
- 1 EL - Sojasauce
- 1 EL - Olivenöl
- 1 - rote Paprika, in Streifen geschnitten
- 1 - gelbe Paprika, in Streifen geschnitten
- 1 - Zucchini, in Scheiben geschnitten
- 1 - Karotte, in Scheiben geschnitten
- 1 - Zwiebel, in Ringe geschnitten
- 2 - Knoblauchzehen, gehackt
- 1 TL - Ingwer, frisch gerieben
- 150 g - Basmatireis
- 300 ml - Wasser
- 1 Prise - Salz
- 1 Prise - Pfeffer
- 1 EL - Sesamöl
- 1 EL - Sesamsamen
- 2 EL - Frische Korianderblätter, gehackt

Zubereitung
Schritt 1: Den Basmatireis in einem Sieb unter kaltem Wasser abspülen, bis das Wasser klar ist. Den Reis mit 300 ml Wasser und einer Prise Salz in einen Topf geben. Zum Kochen bringen, dann die Hitze reduzieren und zugedeckt etwa 15 Minuten köcheln lassen, bis der Reis gar ist.
Schritt 2: Während der Reis kocht, den Tofu mit Sojasauce marinieren. Das Olivenöl in einer großen Pfanne erhitzen und den Tofu darin goldbraun anbraten. Aus der Pfanne nehmen und beiseite stellen.
Schritt 3: In derselben Pfanne das Sesamöl erhitzen. Zwiebel, Knoblauch und Ingwer hinzufügen und etwa 2 Minuten anbraten, bis sie duften.
Schritt 4: Paprika, Zucchini und Karotte in die Pfanne geben und unter Rühren etwa 5-7 Minuten braten, bis das Gemüse weich, aber noch bissfest ist.
Schritt 5: Den gebratenen Tofu zurück in die Pfanne geben und alles gut vermengen. Mit Salz und Pfeffer abschmecken.
Schritt 6: Den gekochten Basmatireis auf zwei Teller verteilen und die Gemüse-Tofu-Mischung darauf anrichten. Mit Sesamsamen und frischen Korianderblättern bestreuen.

Nährwerte
Kal: 450 / Kohlenhydrate: 60 g / Zucker: 8 g / Eiweiß: 18 g / Fett: 15 g

4.6 Hühnchen-gemüse-wraps

Vorbereitungszeit: 15 min / Kochzeit: 10 min / Portionen: 2

Zutaten
- 200 g - Hühnerbrustfilet
- 1 EL - Olivenöl
- 1 TL - Paprikapulver
- 1 TL - Knoblauchpulver
- Salz und Pfeffer nach Geschmack
- 1 rote Paprika, in Streifen geschnitten
- 1 gelbe Paprika, in Streifen geschnitten
- 1 kleine rote Zwiebel, in dünne Scheiben geschnitten
- 1 Avocado, in Scheiben geschnitten
- 2 Vollkorn-Tortillas
- 50 g - gemischter Salat
- 2 EL - griechischer Joghurt
- 1 EL - Zitronensaft

Methode
Schritt 1: Hühnerbrustfilet in dünne Streifen schneiden. In einer Schüssel mit Olivenöl, Paprikapulver, Knoblauchpulver, Salz und Pfeffer vermengen.
Schritt 2: Eine Pfanne bei mittlerer Hitze erhitzen und die Hühnerstreifen darin etwa 5-7 Minuten anbraten, bis sie durchgegart sind. Aus der Pfanne nehmen und beiseite stellen.
Schritt 3: In derselben Pfanne die Paprikastreifen und Zwiebelringe für etwa 3-4 Minuten anbraten, bis sie leicht weich sind.
Schritt 4: Die Vollkorn-Tortillas leicht erwärmen. Den gemischten Salat, die angebratenen Hühnerstreifen, Paprika, Zwiebeln und Avocadoscheiben gleichmäßig auf den Tortillas verteilen.
Schritt 5: Den griechischen Joghurt mit Zitronensaft verrühren und über die Füllung träufeln.
Schritt 6: Die Tortillas fest einrollen und in der Mitte durchschneiden. Sofort servieren.

Nährwerte
Kalorien: 450 / Kohlenhydrate: 40 g / Zucker: 5 g / Eiweiß: 30 g / Fett: 20 g

4.7 Quinoa-salat mit avocado und bohnen

Vorbereitungszeit: 15 min / Kochzeit: 15 min / Portionen: 2

Zutaten
- 100 g - Quinoa
- 1 - Avocado
- 200 g - Schwarze Bohnen (aus der Dose, abgetropft und abgespült)
- 100 g - Kirschtomaten
- 1 - Rote Paprika
- 1 - Frühlingszwiebel
- 1 Bund - Koriander
- 1 - Limette
- 2 EL - Olivenöl
- Salz und Pfeffer nach Geschmack

Zubereitung
Schritt 1: Quinoa in einem feinen Sieb unter kaltem Wasser abspülen. In einem Topf mit der doppelten Menge Wasser zum Kochen bringen. Hitze reduzieren und 15 Minuten köcheln lassen, bis das Wasser absorbiert ist. Vom Herd nehmen und abkühlen lassen.
Schritt 2: Während die Quinoa kocht, Avocado halbieren, entkernen und das Fruchtfleisch in Würfel schneiden. Kirschtomaten halbieren, rote Paprika in kleine Würfel schneiden, Frühlingszwiebel in feine Ringe schneiden und Koriander hacken.
Schritt 3: In einer großen Schüssel gekochte Quinoa, schwarze Bohnen, Kirschtomaten, rote Paprika, Frühlingszwiebel und Koriander vermischen. Avocadowürfel vorsichtig unterheben.
Schritt 4: Limette auspressen und den Saft zusammen mit Olivenöl, Salz und Pfeffer über den Salat geben. Gut vermischen und abschmecken.

Nährwerte
Kalorien: 450 kcal / Kohlenhydrate: 50 g / Zucker: 5 g / Eiweiß: 12 g / Fett: 22 g

4.8 Gebackener kabeljau mit brokkoli und kartoffeln

Vorbereitungszeit: 15 min / Kochzeit: 25 min / Portionen: 2

Zutaten
- 2 Stück (je 150 g) - Kabeljaufilets
- 300 g - Brokkoli, in Röschen geteilt
- 300 g - Kartoffeln, geschält und gewürfelt
- 2 EL - Olivenöl
- 1 TL - Zitronensaft
- 1 TL - Paprikapulver
- 1 TL - Knoblauchpulver
- Salz und Pfeffer nach Geschmack
- 1 EL - Frische Petersilie, gehackt

Methode
Schritt 1: Den Backofen auf 200°C vorheizen. Ein Backblech mit Backpapier auslegen.
Schritt 2: Die Kartoffelwürfel in eine Schüssel geben, 1 EL Olivenöl, Salz und Pfeffer hinzufügen und gut vermischen. Die Kartoffeln auf das vorbereitete Backblech legen und für 10 Minuten im Ofen backen.
Schritt 3: Während die Kartoffeln backen, den Brokkoli in eine Schüssel geben, 1 EL Olivenöl, Salz und Pfeffer hinzufügen und gut vermischen.
Schritt 4: Die Kabeljaufilets mit Zitronensaft, Paprikapulver, Knoblauchpulver, Salz und Pfeffer würzen.
Schritt 5: Nach 10 Minuten die Kartoffeln aus dem Ofen nehmen und den Brokkoli und die gewürzten Kabeljaufilets auf das Backblech legen. Alles zusammen für weitere 15 Minuten backen, bis der Kabeljau durchgegart und der Brokkoli zart ist.
Schritt 6: Den gebackenen Kabeljau mit Brokkoli und Kartoffeln auf zwei Teller verteilen und mit gehackter Petersilie bestreuen. Sofort servieren.

Nährwerte
Kalorien: 450 / Kohlenhydrate: 45 g / Zucker: 5 g / Eiweiß: 35 g / Fett: 15 g

4.9 Rote-bete-salat mit ziegenkäse und walnüssen

Vorbereitungszeit: 15 min / Kochzeit: 10 min / Portionen: 2

Zutaten
- 2 mittelgroße - Rote Bete
- 100 g - Ziegenkäse
- 50 g - Walnüsse
- 1 - Apfel
- 2 EL - Olivenöl
- 1 EL - Balsamico-Essig
- 1 TL - Honig
- Salz und Pfeffer nach Geschmack
- Ein paar Blätter - frischer Rucola

Methode
Schritt 1: Die Rote Bete in einem Topf mit Wasser etwa 10 Minuten kochen, bis sie weich ist. Abkühlen lassen, schälen und in dünne Scheiben schneiden.
Schritt 2: Den Apfel waschen, entkernen und in dünne Scheiben schneiden.
Schritt 3: Die Walnüsse grob hacken und in einer Pfanne ohne Öl leicht rösten, bis sie duften.
Schritt 4: Den Ziegenkäse in kleine Stücke schneiden.
Schritt 5: In einer kleinen Schüssel Olivenöl, Balsamico-Essig, Honig, Salz und Pfeffer zu einem Dressing verrühren.
Schritt 6: Rote Bete, Apfel, Walnüsse und Ziegenkäse auf zwei Tellern anrichten. Den Rucola darüber verteilen.
Schritt 7: Das Dressing gleichmäßig über den Salat träufeln und sofort servieren.

Nährwerte
Kal: 350 / Kohlenhydrate: 25 g / Zucker: 15 g / Protein: 10 g / Fett: 25 g

4.10 Gefüllte paprika mit quinoa und gemüse

Vorbereitungszeit: 20 min / Kochzeit: 30 min / Portionen: 2

Zutaten
- 2 große - Paprika (rot oder gelb)
- 100 g - Quinoa
- 200 ml - Gemüsebrühe
- 1 kleine - Zwiebel, fein gehackt
- 1 - Karotte, gewürfelt
- 1 - Zucchini, gewürfelt
- 1 - Knoblauchzehe, gehackt
- 1 EL - Olivenöl
- 1 TL - Paprikapulver
- 1 TL - Kreuzkümmel
- Salz und Pfeffer nach Geschmack
- 2 EL - gehackte Petersilie
- 50 g - Feta-Käse, zerbröckelt (optional)

Methode
Schritt 1: Den Backofen auf 180 °C vorheizen. Die Paprika längs halbieren und die Kerne und Trennwände entfernen.
Schritt 2: Die Quinoa unter fließendem Wasser abspülen. In einem Topf die Gemüsebrühe zum Kochen bringen, die Quinoa hinzufügen und bei mittlerer Hitze etwa 15 Minuten köcheln lassen, bis die Flüssigkeit absorbiert ist.
Schritt 3: In einer Pfanne das Olivenöl erhitzen und die Zwiebel und den Knoblauch darin anbraten, bis sie weich sind. Die Karotte und die Zucchini hinzufügen und weitere 5 Minuten braten.
Schritt 4: Die gekochte Quinoa in die Pfanne geben und gut vermischen. Mit Paprikapulver, Kreuzkümmel, Salz und Pfeffer würzen. Die gehackte Petersilie unterheben.
Schritt 5: Die Paprikahälften in eine Auflaufform legen und mit der Quinoa-Gemüse-Mischung füllen. Optional den Feta-Käse darüber streuen.
Schritt 6: Die gefüllten Paprika im vorgeheizten Ofen etwa 20 Minuten backen, bis sie weich sind.

Nährwerte
Kal: 350 / Kohlenhydrate: 45 g / Zucker: 10 g / Protein: 12 g / Fett: 12 g

4.11 Hähnchen-gemüse-suppe

Vorbereitungszeit: 15 min / Kochzeit: 30 min / Portionen: 2

Zutaten
- 200 g - Hähnchenbrustfilet, gewürfelt
- 1 - Karotte, in Scheiben geschnitten
- 1 - Stange Sellerie, in Scheiben geschnitten
- 1 - Zwiebel, fein gehackt
- 2 - Knoblauchzehen, gehackt
- 1 - rote Paprika, gewürfelt
- 1 - Zucchini, gewürfelt
- 1 - Kartoffel, gewürfelt
- 1 L - Hühnerbrühe
- 1 EL - Olivenöl
- 1 TL - getrockneter Thymian
- 1 TL - getrockneter Oregano
- Salz und Pfeffer nach Geschmack
- Frische Petersilie, gehackt (zum Garnieren)

Zubereitung
Schritt 1: Erhitzen Sie das Olivenöl in einem großen Topf bei mittlerer Hitze. Fügen Sie die gehackte Zwiebel und den Knoblauch hinzu und braten Sie sie an, bis sie weich und duftend sind.
Schritt 2: Geben Sie die gewürfelte Hähnchenbrust in den Topf und braten Sie sie an, bis sie von allen Seiten goldbraun ist.
Schritt 3: Fügen Sie die Karotten, Sellerie, Paprika, Zucchini und Kartoffeln hinzu. Rühren Sie gut um und lassen Sie das Gemüse etwa 5 Minuten anbraten.
Schritt 4: Gießen Sie die Hühnerbrühe in den Topf und fügen Sie den getrockneten Thymian und Oregano hinzu. Würzen Sie mit Salz und Pfeffer nach Geschmack.
Schritt 5: Bringen Sie die Suppe zum Kochen, reduzieren Sie dann die Hitze und lassen Sie sie etwa 20 Minuten köcheln, bis das Gemüse weich und das Hähnchen durchgegart ist.
Schritt 6: Schmecken Sie die Suppe ab und passen Sie die Gewürze nach Bedarf an. Servieren Sie die Suppe heiß, garniert mit frischer Petersilie.

Nährwerte
Cal: 350 / Carbs: 25 g / Zucker: 7 g / Protein: 30 g / Fett: 12 g

4.12 Zucchini-nudeln mit tomatensauce und basilikum

Vorbereitungszeit: 15 min / Kochzeit: 10 min / Portionen: 2

Zutaten
- 2 mittelgroße Zucchini
- 2 EL Olivenöl
- 1 kleine Zwiebel, fein gehackt
- 2 Knoblauchzehen, fein gehackt
- 400 g gehackte Tomaten (aus der Dose)
- 1 TL getrockneter Oregano
- Salz und Pfeffer nach Geschmack
- 1 Handvoll frische Basilikumblätter, gehackt
- 2 EL geriebener Parmesan (optional)

Zubereitung
Schritt 1: Die Zucchini mit einem Spiralschneider in Nudeln schneiden.
Schritt 2: In einer großen Pfanne 1 EL Olivenöl bei mittlerer Hitze erhitzen. Die Zucchini-Nudeln hinzufügen und 2-3 Minuten anbraten, bis sie leicht weich sind. Aus der Pfanne nehmen und beiseite stellen.
Schritt 3: In derselben Pfanne das restliche Olivenöl erhitzen. Die gehackte Zwiebel und den Knoblauch hinzufügen und 3-4 Minuten anbraten, bis sie weich und duftend sind.
Schritt 4: Die gehackten Tomaten und den getrockneten Oregano in die Pfanne geben. Mit Salz und Pfeffer abschmecken. Die Sauce bei mittlerer Hitze 5-7 Minuten köcheln lassen, bis sie leicht eingedickt ist.
Schritt 5: Die Zucchini-Nudeln zurück in die Pfanne geben und gut mit der Tomatensauce vermischen. Weitere 2 Minuten erhitzen.
Schritt 6: Die gehackten Basilikumblätter unterrühren und sofort servieren. Nach Belieben mit geriebenem Parmesan bestreuen.

Nährwerte
Kalorien: 220 / Kohlenhydrate: 20 g / Zucker: 10 g / Eiweiß: 5 g / Fett: 14 g

4.13 Spinat-feta-quiche

Vorbereitungszeit: 20 min / Kochzeit: 35 min / Portionen: 2

Zutaten
- 150 g - frischer Spinat
- 100 g - Feta-Käse
- 1 - kleine Zwiebel
- 1 - Knoblauchzehe
- 2 - Eier
- 100 ml - Sahne
- 1 EL - Olivenöl
- 1 TL - getrockneter Oregano
- 1 TL - getrockneter Thymian
- 1 Prise - Muskatnuss
- Salz und Pfeffer nach Geschmack
- 1 - fertiger Quiche-Teig (ca. 200 g)

Methode
Schritt 1: Den Ofen auf 180°C vorheizen. Den Quiche-Teig in eine gefettete Quiche-Form legen und den Rand leicht andrücken.
Schritt 2: Den Spinat gründlich waschen und abtropfen lassen. In einer Pfanne das Olivenöl erhitzen und die fein gehackte Zwiebel und Knoblauchzehe darin glasig dünsten. Den Spinat hinzufügen und kurz mitdünsten, bis er zusammenfällt. Mit Salz, Pfeffer, Oregano, Thymian und Muskatnuss würzen. Die Pfanne vom Herd nehmen und den Spinat etwas abkühlen lassen.
Schritt 3: Den Feta-Käse in kleine Würfel schneiden. Den abgekühlten Spinat gleichmäßig auf dem Quiche-Teig verteilen und die Feta-Würfel darüber streuen.
Schritt 4: In einer Schüssel die Eier mit der Sahne verquirlen und mit Salz und Pfeffer abschmecken. Die Eier-Sahne-Mischung über den Spinat und Feta gießen.
Schritt 5: Die Quiche im vorgeheizten Ofen ca. 35 Minuten backen, bis die Füllung gestockt und die Oberfläche goldbraun ist. Vor dem Servieren etwas abkühlen lassen.

Nährwerte
Kal: 450 / Kohlenhydrate: 20 g / Zucker: 3 g / Protein: 18 g / Fett: 32 g

4.14 Gemüse-linsen-eintopf

Vorbereitungszeit: 15 min / Kochzeit: 30 min / Portionen: 2

Zutaten
- 1 EL - Olivenöl
- 1 - Zwiebel, fein gehackt
- 2 - Knoblauchzehen, gehackt
- 1 - Karotte, gewürfelt
- 1 - Stange Sellerie, gewürfelt
- 1 - Paprika, gewürfelt
- 100 g - rote Linsen, gewaschen
- 400 g - gehackte Tomaten aus der Dose
- 500 ml - Gemüsebrühe
- 1 TL - Kreuzkümmel
- 1 TL - Paprikapulver
- 1/2 TL - Kurkuma
- Salz und Pfeffer nach Geschmack
- 1 Handvoll - frischer Spinat
- 1 EL - Zitronensaft
- Frische Petersilie zum Garnieren

Methode
Schritt 1: Erhitzen Sie das Olivenöl in einem großen Topf bei mittlerer Hitze. Fügen Sie die gehackte Zwiebel und den Knoblauch hinzu und braten Sie sie an, bis sie weich und duftend sind.
Schritt 2: Geben Sie die gewürfelte Karotte, Sellerie und Paprika in den Topf und braten Sie sie für etwa 5 Minuten an, bis das Gemüse leicht weich ist.
Schritt 3: Fügen Sie die gewaschenen roten Linsen, gehackte Tomaten, Gemüsebrühe, Kreuzkümmel, Paprikapulver und Kurkuma hinzu. Rühren Sie gut um und bringen Sie die Mischung zum Kochen.
Schritt 4: Reduzieren Sie die Hitze und lassen Sie den Eintopf für etwa 20 Minuten köcheln, bis die Linsen weich sind und der Eintopf eingedickt ist. Rühren Sie gelegentlich um.
Schritt 5: Fügen Sie den frischen Spinat und den Zitronensaft hinzu. Rühren Sie, bis der Spinat zusammengefallen ist. Schmecken Sie den Eintopf mit Salz und Pfeffer ab.
Schritt 6: Servieren Sie den Eintopf heiß, garniert mit frischer Petersilie.

Nährwerte
Kalorien: 350 / Kohlenhydrate: 50 g / Zucker: 10 g / Eiweiß: 15 g / Fett: 10 g

5. Gesunde und schmackhafte abendessen
5.1 Gegrilltes hähnchen mit gemüse

Vorbereitungszeit: 15 min / Kochzeit: 25 min / Portionen: 2

Zutaten
- 2 Hähnchenbrustfilets (je ca. 150 g)
- 1 rote Paprika, in Streifen geschnitten
- 1 gelbe Paprika, in Streifen geschnitten
- 1 Zucchini, in Scheiben geschnitten
- 1 rote Zwiebel, in Ringe geschnitten
- 2 EL Olivenöl
- 1 TL getrockneter Oregano
- 1 TL getrockneter Thymian
- Salz und Pfeffer nach Geschmack
- 1 Zitrone, in Scheiben geschnitten

Zubereitung
Schritt 1: Hähnchenbrustfilets mit 1 EL Olivenöl, Oregano, Thymian, Salz und Pfeffer einreiben.
Schritt 2: Grill auf mittlere Hitze vorheizen. Hähnchenbrustfilets ca. 6-7 Minuten pro Seite grillen, bis sie durchgegart sind.
Schritt 3: Während das Hähnchen grillt, das restliche Olivenöl über das Gemüse geben und mit Salz und Pfeffer würzen.
Schritt 4: Gemüse in einer Grillpfanne oder auf dem Grill ca. 10-12 Minuten grillen, bis es weich und leicht gebräunt ist.
Schritt 5: Hähnchenbrustfilets und gegrilltes Gemüse auf Teller verteilen. Mit Zitronenscheiben garnieren und sofort servieren.

Nährwerte
Kal: 350 / Kohlenhydrate: 15 g / Zucker: 7 g / Eiweiß: 40 g / Fett: 15 g

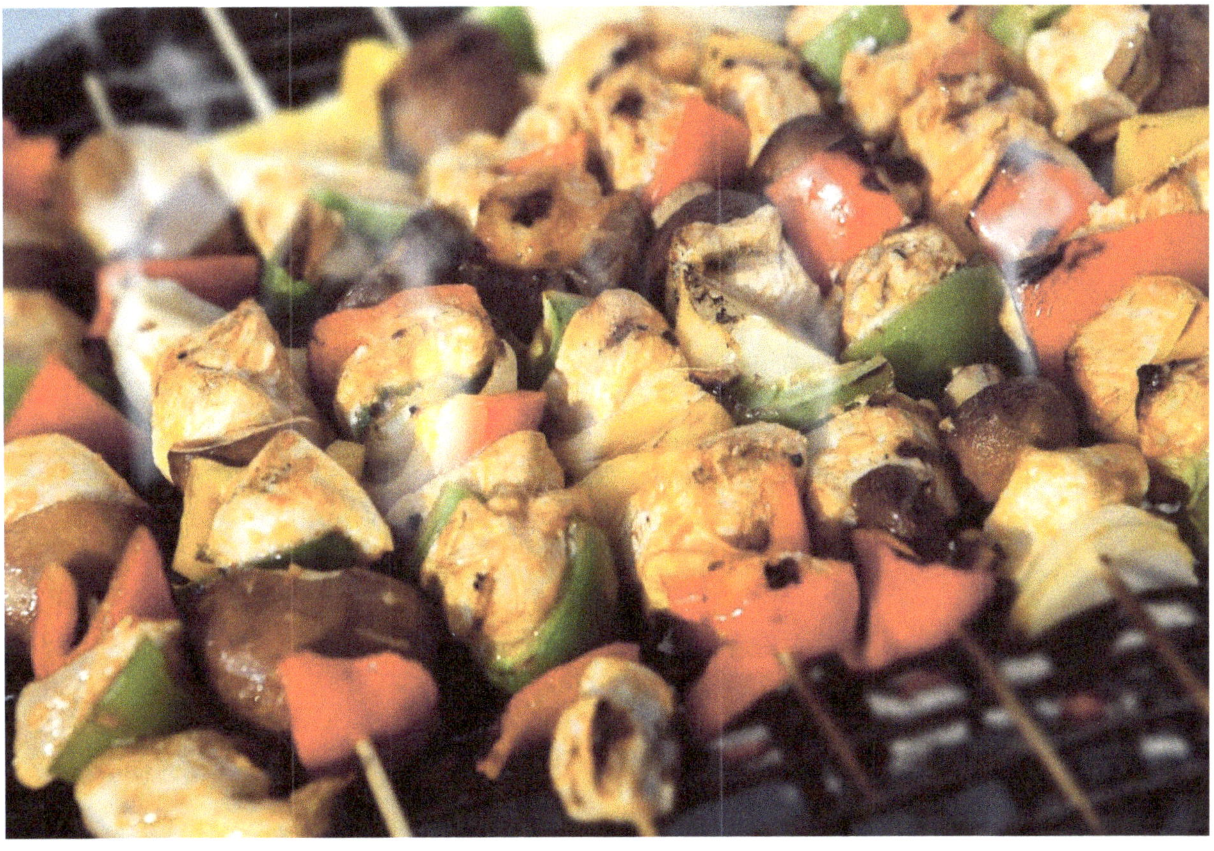

5.2 Quinoa-gemüse-pfanne

Vorbereitungszeit: 15 min / Kochzeit: 20 min / Portionen: 2

Zutaten
- 150 g - Quinoa
- 1 EL - Olivenöl
- 1 - Zwiebel, fein gehackt
- 1 - rote Paprika, gewürfelt
- 1 - gelbe Paprika, gewürfelt
- 1 - Zucchini, gewürfelt
- 2 - Karotten, in dünne Scheiben geschnitten
- 2 - Knoblauchzehen, gehackt
- 200 g - Kirschtomaten, halbiert
- 100 g - Spinat
- 1 TL - Kreuzkümmel
- 1 TL - Paprikapulver
- Salz und Pfeffer nach Geschmack
- 2 EL - frische Petersilie, gehackt
- 1 - Zitrone, in Spalten geschnitten

Methode
Schritt 1: Die Quinoa nach Packungsanweisung kochen und beiseite stellen.
Schritt 2: In einer großen Pfanne das Olivenöl bei mittlerer Hitze erhitzen. Die Zwiebel und den Knoblauch hinzufügen und etwa 2-3 Minuten anbraten, bis sie weich sind.
Schritt 3: Die Paprika, Zucchini und Karotten in die Pfanne geben und weitere 5-7 Minuten braten, bis das Gemüse weich ist.
Schritt 4: Die Kirschtomaten, Spinat, Kreuzkümmel und Paprikapulver hinzufügen. Alles gut vermischen und weitere 3-4 Minuten kochen lassen, bis der Spinat zusammengefallen ist.
Schritt 5: Die gekochte Quinoa in die Pfanne geben und gut vermengen. Mit Salz und Pfeffer abschmecken.
Schritt 6: Die Pfanne vom Herd nehmen und die gehackte Petersilie darüber streuen. Mit Zitronenspalten servieren.

Nährwerte
Kal: 350 / Kohlenhydrate: 55 g / Zucker: 10 g / Eiweiß: 12 g / Fett: 10 g

5.3 Lachsfilet mit zitronen-dill-sauce

Vorbereitungszeit: 15 min / Kochzeit: 20 min / Portionen: 2

Zutaten
- 2 Lachsfilets (je ca. 150 g)
- 1 EL Olivenöl
- Salz und Pfeffer nach Geschmack
- 1 Zitrone (Saft und Schale)
- 2 EL frischer Dill, gehackt
- 1 Knoblauchzehe, gehackt
- 100 ml Gemüsebrühe
- 100 ml Sahne
- 1 TL Honig
- 1 TL Dijon-Senf

Zubereitung
Schritt 1: Den Ofen auf 180°C vorheizen. Die Lachsfilets mit Olivenöl einreiben und mit Salz und Pfeffer würzen. Auf ein mit Backpapier ausgelegtes Backblech legen und für 15-20 Minuten im Ofen backen, bis der Lachs durchgegart ist.
Schritt 2: Während der Lachs im Ofen ist, die Zitronen-Dill-Sauce zubereiten. In einer Pfanne bei mittlerer Hitze etwas Olivenöl erhitzen und den gehackten Knoblauch darin anbraten, bis er duftet.
Schritt 3: Gemüsebrühe, Sahne, Zitronensaft, Zitronenschale, Honig und Dijon-Senf in die Pfanne geben. Gut umrühren und zum Köcheln bringen. Die Sauce etwa 5 Minuten köcheln lassen, bis sie leicht eindickt.
Schritt 4: Den gehackten Dill in die Sauce geben und gut umrühren. Mit Salz und Pfeffer abschmecken.
Schritt 5: Die Lachsfilets aus dem Ofen nehmen und auf Teller verteilen. Die Zitronen-Dill-Sauce großzügig über die Lachsfilets geben.

Nährwerte
Kalorien: 450 kcal / Kohlenhydrate: 10 g / Zucker: 5 g / Eiweiß: 35 g / Fett: 30 g

5.4 Gebackene auberginen mit tomaten und feta

Vorbereitungszeit: 15 min / Kochzeit: 30 min / Portionen: 2

Zutaten
- 1 große Aubergine
- 2 mittelgroße Tomaten
- 100 g Feta-Käse
- 2 EL Olivenöl
- 1 TL getrockneter Oregano
- 1 Knoblauchzehe, fein gehackt
- Salz und Pfeffer nach Geschmack
- Frische Basilikumblätter zum Garnieren

Methode
Schritt 1: Den Backofen auf 200°C vorheizen. Ein Backblech mit Backpapier auslegen.
Schritt 2: Die Aubergine in etwa 1 cm dicke Scheiben schneiden. Die Tomaten ebenfalls in Scheiben schneiden.
Schritt 3: Die Auberginenscheiben auf das vorbereitete Backblech legen und mit Olivenöl bestreichen. Mit Salz, Pfeffer und Oregano würzen.
Schritt 4: Die Auberginen im vorgeheizten Ofen etwa 20 Minuten backen, bis sie weich und leicht gebräunt sind.
Schritt 5: Die Tomatenscheiben und den gehackten Knoblauch auf den Auberginenscheiben verteilen. Den Feta-Käse darüber bröckeln.
Schritt 6: Die Auberginen weitere 10 Minuten backen, bis der Feta leicht gebräunt ist.
Schritt 7: Die gebackenen Auberginen aus dem Ofen nehmen und mit frischen Basilikumblättern garnieren.

Nährwerte
Kalorien: 250 kcal / Kohlenhydrate: 12 g / Zucker: 6 g / Eiweiß: 8 g / Fett: 18 g

5.5 Hühnchen-gemüse-suppe

Vorbereitungszeit: 15 min / Kochzeit: 30 min / Portionen: 2

Zutaten
- 200 g - Hühnerbrustfilet, gewürfelt
- 1 - Karotte, in Scheiben geschnitten
- 1 - Zucchini, gewürfelt
- 1 - rote Paprika, gewürfelt
- 1 - Zwiebel, fein gehackt
- 2 - Knoblauchzehen, gehackt
- 1 EL - Olivenöl
- 1 L - Hühnerbrühe
- 1 TL - getrockneter Thymian
- 1 TL - getrockneter Oregano
- Salz und Pfeffer nach Geschmack
- 1 Handvoll - frischer Spinat

Methode
Schritt 1: Erhitzen Sie das Olivenöl in einem großen Topf bei mittlerer Hitze. Fügen Sie die gehackte Zwiebel und den Knoblauch hinzu und braten Sie sie an, bis sie weich und duftend sind.
Schritt 2: Geben Sie die gewürfelte Hühnerbrust in den Topf und braten Sie sie an, bis sie rundum gebräunt ist.
Schritt 3: Fügen Sie die Karotten, Zucchini und rote Paprika hinzu und braten Sie sie für weitere 5 Minuten an.
Schritt 4: Gießen Sie die Hühnerbrühe in den Topf und bringen Sie die Suppe zum Kochen. Reduzieren Sie die Hitze und lassen Sie die Suppe 20 Minuten köcheln, bis das Gemüse weich ist.
Schritt 5: Würzen Sie die Suppe mit getrocknetem Thymian, Oregano, Salz und Pfeffer. Rühren Sie den frischen Spinat ein und lassen Sie ihn für 2-3 Minuten zusammenfallen.
Schritt 6: Servieren Sie die Suppe heiß.

Nährwerte
Kalorien: 250 / Kohlenhydrate: 15 g / Zucker: 5 g / Protein: 30 g / Fett: 8 g

5.6 Gemüse-lasagne

Zubereitungszeit: 25 min / Kochzeit: 45 min / Portionen: 2

Zutaten
- 1 EL - Olivenöl
- 1 - Zwiebel, fein gehackt
- 2 - Knoblauchzehen, gehackt
- 1 - Zucchini, in dünne Scheiben geschnitten
- 1 - Karotte, geraspelt
- 1 - Rote Paprika, gewürfelt
- 200 g - Spinat, frisch
- 400 g - Tomaten aus der Dose, gehackt
- 1 TL - getrockneter Oregano
- 1 TL - getrockneter Basilikum
- Salz und Pfeffer nach Geschmack
- 6 - Lasagneblätter, Vollkorn
- 200 g - Ricotta
- 50 g - Parmesan, gerieben
- 100 g - Mozzarella, gerieben

Methode
Schritt 1: Heizen Sie den Ofen auf 180°C vor. Erhitzen Sie das Olivenöl in einer großen Pfanne bei mittlerer Hitze. Fügen Sie die Zwiebel und den Knoblauch hinzu und braten Sie sie an, bis sie weich sind.
Schritt 2: Fügen Sie die Zucchini, Karotte und rote Paprika hinzu und braten Sie sie für etwa 5 Minuten, bis sie leicht weich sind. Fügen Sie den Spinat hinzu und kochen Sie, bis er zusammengefallen ist.
Schritt 3: Fügen Sie die gehackten Tomaten, Oregano, Basilikum, Salz und Pfeffer hinzu. Lassen Sie die Mischung 10 Minuten köcheln, damit sich die Aromen verbinden.
Schritt 4: Verteilen Sie eine dünne Schicht der Gemüsemischung auf dem Boden einer Auflaufform. Legen Sie zwei Lasagneblätter darauf. Verteilen Sie ein Drittel der Ricotta auf den Lasagneblättern und streuen Sie ein Drittel des Parmesans darüber. Wiederholen Sie diesen Vorgang zweimal, endend mit einer Schicht Gemüsemischung.
Schritt 5: Streuen Sie den geriebenen Mozzarella über die oberste Schicht. Decken Sie die Auflaufform mit Alufolie ab und backen Sie sie 30 Minuten im vorgeheizten Ofen.
Schritt 6: Entfernen Sie die Alufolie und backen Sie weitere 15 Minuten, bis der Käse goldbraun und sprudelnd ist. Lassen Sie die Lasagne vor dem Servieren 10 Minuten ruhen.

Nährwerte
Kal: 450 / Kohlenhydrate: 50 g / Zucker: 10 g / Protein: 20 g / Fett: 20 g

5.7 Tofustir-fry mit brokkoli und paprika

Vorbereitungszeit: 15 min / Kochzeit: 10 min / Portionen: 2

Zutaten
- 200 g - Tofu, fest
- 1 Kopf - Brokkoli, in Röschen geschnitten
- 1 - Rote Paprika, in Streifen geschnitten
- 1 - Gelbe Paprika, in Streifen geschnitten
- 2 EL - Sojasauce
- 1 EL - Sesamöl
- 1 EL - Olivenöl
- 2 - Knoblauchzehen, gehackt
- 1 TL - Frischer Ingwer, gerieben
- 1 EL - Sesamsamen
- 1 - Frühlingszwiebel, in Ringe geschnitten
- Salz und Pfeffer nach Geschmack

Methode
Schritt 1: Den Tofu in Würfel schneiden und in einer Schüssel mit 1 EL Sojasauce marinieren. Beiseite stellen.
Schritt 2: In einer großen Pfanne das Olivenöl bei mittlerer Hitze erhitzen. Den gehackten Knoblauch und den geriebenen Ingwer hinzufügen und für etwa 1 Minute anbraten.
Schritt 3: Den marinierten Tofu in die Pfanne geben und für 5-7 Minuten anbraten, bis er goldbraun ist. Den Tofu aus der Pfanne nehmen und beiseite stellen.
Schritt 4: In derselben Pfanne das Sesamöl erhitzen. Den Brokkoli und die Paprikastreifen hinzufügen und für etwa 5 Minuten anbraten, bis das Gemüse zart, aber noch knackig ist.
Schritt 5: Den gebratenen Tofu zurück in die Pfanne geben. Die restliche Sojasauce hinzufügen und alles gut vermischen. Mit Salz und Pfeffer abschmecken.
Schritt 6: Den Tofu-Gemüse-Mix auf zwei Teller verteilen. Mit Sesamsamen und Frühlingszwiebelringen garnieren.

Nährwerte
Kalorien: 350 / Kohlenhydrate: 20 g / Zucker: 5 g / Eiweiß: 20 g / Fett: 20 g

5.8 Gebackener kabeljau mit kräuterkruste

Vorbereitungszeit: 15 min / Kochzeit: 20 min / Portionen: 2

Zutaten
- 2 x 150 g - Kabeljaufilets
- 2 EL - Olivenöl
- 1 EL - Zitronensaft
- 1 TL - Dijon-Senf
- 1 Knoblauchzehe - fein gehackt
- 2 EL - Paniermehl
- 2 EL - frische Petersilie - gehackt
- 1 EL - frischer Dill - gehackt
- 1 EL - frischer Schnittlauch - gehackt
- Salz und Pfeffer nach Geschmack
- 1 Zitrone - in Scheiben geschnitten (zum Servieren)

Methode
Schritt 1: Den Backofen auf 200°C vorheizen. Ein Backblech mit Backpapier auslegen.
Schritt 2: Die Kabeljaufilets auf das vorbereitete Backblech legen. Mit Salz und Pfeffer würzen.
Schritt 3: In einer kleinen Schüssel Olivenöl, Zitronensaft, Dijon-Senf und gehackten Knoblauch vermischen. Diese Mischung gleichmäßig auf die Kabeljaufilets streichen.
Schritt 4: In einer anderen Schüssel Paniermehl, Petersilie, Dill und Schnittlauch vermengen. Diese Kräutermischung auf die Kabeljaufilets streuen und leicht andrücken.
Schritt 5: Die Kabeljaufilets im vorgeheizten Ofen etwa 15-20 Minuten backen, bis der Fisch durchgegart und die Kruste goldbraun ist.
Schritt 6: Den gebackenen Kabeljau mit Zitronenscheiben servieren.

Nährwerte
Kal: 350 / Kohlenhydrate: 10 g / Zucker: 2 g / Protein: 35 g / Fett: 18 g

5.9 Gefüllte paprika mit quinoa und gemüse

Vorbereitungszeit: 20 min / Kochzeit: 30 min / Portionen: 2

Zutaten
- 2 große - Paprika
- 100 g - Quinoa
- 1 EL - Olivenöl
- 1 kleine - Zwiebel, fein gehackt
- 1 - Knoblauchzehe, gehackt
- 1 kleine - Zucchini, gewürfelt
- 1 kleine - Karotte, gewürfelt
- 100 g - Kirschtomaten, halbiert
- 1 TL - getrockneter Oregano
- 1 TL - getrockneter Basilikum
- Salz und Pfeffer nach Geschmack
- 30 g - Feta-Käse, zerbröckelt
- 1 EL - frische Petersilie, gehackt

Zubereitung
Schritt 1: Den Ofen auf 180°C vorheizen.
Schritt 2: Die Paprika längs halbieren und die Kerne und weißen Häute entfernen.
Schritt 3: Quinoa nach Packungsanweisung kochen und beiseite stellen.
Schritt 4: In einer Pfanne das Olivenöl erhitzen und die Zwiebel und den Knoblauch darin anbraten, bis sie weich sind.
Schritt 5: Zucchini und Karotte hinzufügen und etwa 5 Minuten anbraten, bis das Gemüse weich ist.
Schritt 6: Kirschtomaten, Oregano, Basilikum, Salz und Pfeffer hinzufügen und weitere 2 Minuten kochen lassen.
Schritt 7: Gekochte Quinoa in die Pfanne geben und gut vermischen.
Schritt 8: Die Paprikahälften mit der Quinoa-Gemüse-Mischung füllen und auf ein Backblech legen.
Schritt 9: Die gefüllten Paprika im vorgeheizten Ofen etwa 20 Minuten backen.
Schritt 10: Aus dem Ofen nehmen und mit zerbröckeltem Feta-Käse und gehackter Petersilie bestreuen.

Nährwerte
Kal: 350 / Kohlenhydrate: 45 g / Zucker: 10 g / Eiweiß: 12 g / Fett: 12 g

5.10 Linsen-dal mit spinat

Vorbereitungszeit: 15 min / Kochzeit: 30 min / Portionen: 2

Zutaten
- 150 g - Rote Linsen
- 200 g - Frischer Spinat
- 1 - Zwiebel, fein gehackt
- 2 - Knoblauchzehen, fein gehackt
- 1 EL - Frischer Ingwer, gerieben
- 1 TL - Kreuzkümmel
- 1 TL - Korianderpulver
- 1 TL - Kurkuma
- 1 TL - Garam Masala
- 400 ml - Kokosmilch
- 250 ml - Gemüsebrühe
- 2 EL - Olivenöl
- Salz und Pfeffer nach Geschmack
- Frischer Koriander zum Garnieren

Methode
Schritt 1: Erhitzen Sie das Olivenöl in einem großen Topf bei mittlerer Hitze. Fügen Sie die gehackte Zwiebel hinzu und braten Sie sie an, bis sie goldbraun ist.
Schritt 2: Geben Sie den gehackten Knoblauch und den geriebenen Ingwer hinzu und braten Sie alles für weitere 2 Minuten.
Schritt 3: Fügen Sie die Gewürze (Kreuzkümmel, Korianderpulver, Kurkuma und Garam Masala) hinzu und rühren Sie gut um, damit sich die Aromen entfalten.
Schritt 4: Geben Sie die roten Linsen in den Topf und rühren Sie sie gut um, damit sie mit den Gewürzen bedeckt sind.
Schritt 5: Gießen Sie die Kokosmilch und die Gemüsebrühe hinzu. Bringen Sie die Mischung zum Kochen, reduzieren Sie dann die Hitze und lassen Sie sie 20 Minuten köcheln, bis die Linsen weich sind.
Schritt 6: Fügen Sie den frischen Spinat hinzu und kochen Sie ihn, bis er zusammenfällt, etwa 5 Minuten.
Schritt 7: Schmecken Sie das Dal mit Salz und Pfeffer ab und garnieren Sie es mit frischem Koriander.

Nährwerte
Kal: 450 / Kohlenhydrate: 45 g / Zucker: 6 g / Eiweiß: 18 g / Fett: 20 g

5.11 Gegrillte garnelen mit avocado-salat

Vorbereitungszeit: 15 min / Kochzeit: 10 min / Portionen: 2

Zutaten
- 300 g - Garnelen, geschält und entdarmt
- 1 EL - Olivenöl
- 1 TL - Paprikapulver
- 1 TL - Knoblauchpulver
- Salz und Pfeffer nach Geschmack
- 1 - Avocado, gewürfelt
- 1 - Gurke, gewürfelt
- 100 g - Kirschtomaten, halbiert
- 1/2 - Rote Zwiebel, fein gehackt
- 2 EL - Limettensaft
- 2 EL - Frischer Koriander, gehackt

Zubereitung
Schritt 1: Garnelen in eine Schüssel geben und mit Olivenöl, Paprikapulver, Knoblauchpulver, Salz und Pfeffer marinieren. Gut vermischen und 10 Minuten ziehen lassen.
Schritt 2: Grill auf mittlere Hitze vorheizen. Garnelen auf Spieße stecken und 2-3 Minuten pro Seite grillen, bis sie rosa und durchgegart sind.
Schritt 3: In einer großen Schüssel Avocado, Gurke, Kirschtomaten und rote Zwiebel vermischen. Limettensaft und Koriander hinzufügen und gut vermengen.
Schritt 4: Gegrillte Garnelen auf den Avocado-Salat legen und sofort servieren.

Nährwerte
Kalorien: 350 / Kohlenhydrate: 20 g / Zucker: 5 g / Eiweiß: 30 g / Fett: 20 g

5.12 Hühnchen-wraps mit gemüse

Vorbereitungszeit: 15 min / Kochzeit: 10 min / Portionen: 2

Zutaten
- 200 g - Hähnchenbrustfilet
- 1 EL - Olivenöl
- 1 TL - Paprikapulver
- 1 TL - Knoblauchpulver
- Salz und Pfeffer nach Geschmack
- 2 - Vollkorn-Tortillas
- 1 - rote Paprika, in Streifen geschnitten
- 1 - gelbe Paprika, in Streifen geschnitten
- 1 - kleine Zucchini, in Streifen geschnitten
- 1 - Karotte, geraspelt
- 50 g - Babyspinat
- 2 EL - griechischer Joghurt
- 1 EL - Zitronensaft

Methode
Schritt 1: Hähnchenbrustfilet in dünne Streifen schneiden. In einer Schüssel Olivenöl, Paprikapulver, Knoblauchpulver, Salz und Pfeffer mischen. Hähnchenstreifen hinzufügen und gut vermengen, sodass das Fleisch gleichmäßig bedeckt ist.
Schritt 2: Eine Pfanne bei mittlerer Hitze erhitzen. Hähnchenstreifen in die Pfanne geben und etwa 5-7 Minuten braten, bis sie durchgegart sind. Aus der Pfanne nehmen und beiseite stellen.
Schritt 3: In derselben Pfanne die Paprika, Zucchini und Karotte etwa 3-4 Minuten anbraten, bis das Gemüse weich, aber noch knackig ist.
Schritt 4: Die Vollkorn-Tortillas leicht erwärmen. Jede Tortilla mit einer Schicht Babyspinat belegen, dann die gebratenen Hähnchenstreifen und das Gemüse darauf verteilen.
Schritt 5: Griechischen Joghurt mit Zitronensaft vermischen und über die Füllung in den Tortillas träufeln. Die Tortillas fest aufrollen und in der Mitte durchschneiden.

Nährwerte
Cal: 450 / Carbs: 45 g / Zucker: 7 g / Protein: 35 g / Fett: 15 g

5.13 Gebackene süßkartoffeln mit schwarzem bohnen-chili

Vorbereitungszeit: 15 min / Kochzeit: 45 min / Portionen: 2

Zutaten
- 2 mittelgroße - Süßkartoffeln
- 1 EL - Olivenöl
- 1 kleine - Zwiebel, fein gehackt
- 2 Knoblauchzehen, gehackt
- 1 kleine - rote Paprika, gewürfelt
- 1 kleine - grüne Paprika, gewürfelt
- 1 Dose (400 g) - schwarze Bohnen, abgetropft und gespült
- 1 Dose (400 g) - gehackte Tomaten
- 1 TL - Kreuzkümmel
- 1 TL - Paprikapulver
- 1/2 TL - Cayennepfeffer
- Salz und Pfeffer nach Geschmack
- 1 EL - Limettensaft
- 2 EL - frischer Koriander, gehackt
- 2 EL - griechischer Joghurt (optional)

Methode
Schritt 1: Den Ofen auf 200°C vorheizen. Die Süßkartoffeln waschen und mit einer Gabel mehrmals einstechen. Die Süßkartoffeln auf ein Backblech legen und etwa 45 Minuten backen, bis sie weich sind.
Schritt 2: Während die Süßkartoffeln backen, das Olivenöl in einer großen Pfanne bei mittlerer Hitze erhitzen. Die Zwiebel und den Knoblauch hinzufügen und etwa 5 Minuten anbraten, bis sie weich sind.
Schritt 3: Die gewürfelten roten und grünen Paprika in die Pfanne geben und weitere 5 Minuten kochen lassen.
Schritt 4: Die schwarzen Bohnen, gehackten Tomaten, Kreuzkümmel, Paprikapulver und Cayennepfeffer hinzufügen. Gut umrühren und etwa 15 Minuten köcheln lassen, bis die Mischung eingedickt ist. Mit Salz und Pfeffer abschmecken.
Schritt 5: Die gebackenen Süßkartoffeln aus dem Ofen nehmen und längs aufschneiden. Die Süßkartoffeln leicht auseinanderdrücken und das schwarze Bohnen-Chili darauf verteilen.
Schritt 6: Mit Limettensaft beträufeln und mit frischem Koriander bestreuen. Nach Belieben mit einem Löffel griechischem Joghurt servieren.

Nährwerte
Kalorien: 450 / Kohlenhydrate: 75 g / Zucker: 15 g / Eiweiß: 15 g / Fett: 10 g

5.14 Gemüse-curry mit kokosmilch

Zubereitungszeit: 15 min / Kochzeit: 25 min / Portionen: 2

Zutaten
- 1 EL - Kokosöl
- 1 - Zwiebel, fein gehackt
- 2 - Knoblauchzehen, gehackt
- 1 EL - Ingwer, frisch gerieben
- 1 - rote Paprika, in Streifen geschnitten
- 1 - gelbe Paprika, in Streifen geschnitten
- 1 - Zucchini, in halbe Scheiben geschnitten
- 200 g - Brokkoli, in Röschen geteilt
- 200 ml - Kokosmilch
- 1 EL - rote Currypaste
- 1 EL - Sojasauce
- 1 TL - Kurkuma
- 1 TL - Kreuzkümmel
- Salz und Pfeffer nach Geschmack
- Frischer Koriander zum Garnieren

Methode
Schritt 1: Erhitzen Sie das Kokosöl in einer großen Pfanne bei mittlerer Hitze. Fügen Sie die gehackte Zwiebel hinzu und braten Sie sie an, bis sie weich und durchsichtig ist.
Schritt 2: Geben Sie den gehackten Knoblauch und den geriebenen Ingwer hinzu und braten Sie alles für weitere 2 Minuten an.
Schritt 3: Fügen Sie die rote und gelbe Paprika, die Zucchini und den Brokkoli hinzu. Braten Sie das Gemüse für etwa 5-7 Minuten, bis es leicht weich ist.
Schritt 4: Rühren Sie die rote Currypaste, Kurkuma und Kreuzkümmel unter das Gemüse und braten Sie es für 1-2 Minuten an, bis die Gewürze duften.
Schritt 5: Gießen Sie die Kokosmilch und die Sojasauce in die Pfanne und rühren Sie alles gut um. Lassen Sie das Curry bei niedriger Hitze für etwa 10 Minuten köcheln, bis das Gemüse gar ist.
Schritt 6: Schmecken Sie das Curry mit Salz und Pfeffer ab und garnieren Sie es mit frischem Koriander. Servieren Sie das Gemüse-Curry heiß.

Nährwerte
Kal: 350 / Kohlenhydrate: 30 g / Zucker: 10 g / Eiweiß: 8 g / Fett: 20 g

6. Köstliche und gesunde desserts
6.1 Apfel-quark-dessert

Vorbereitungszeit: 15 min / Kochzeit: 0 min / Portionen: 2

Zutaten
- 2 mittelgroße Äpfel
- 250 g Magerquark
- 2 EL Honig
- 1 TL Zimt
- 1 TL Vanilleextrakt
- 50 g gehackte Walnüsse
- 2 EL Rosinen

Zubereitung
Schritt 1: Äpfel waschen, schälen und in kleine Würfel schneiden.
Schritt 2: In einer Schüssel den Magerquark mit Honig, Zimt und Vanilleextrakt glatt rühren.
Schritt 3: Die Apfelwürfel, gehackten Walnüsse und Rosinen unter den Quark heben.
Schritt 4: Das Dessert in zwei Schalen füllen und nach Belieben mit zusätzlichem Zimt bestreuen.

Nährwerte
Kal: 250 / Kohlenhydrate: 35 g / Zucker: 25 g / Eiweiß: 15 g / Fett: 8 g

6.2 Beeren-joghurt-parfait

Vorbereitungszeit: 10 min / Kochzeit: 0 min / Portionen: 2

Zutaten
- 200 g - Naturjoghurt
- 100 g - frische Beeren (z.B. Erdbeeren, Himbeeren, Blaubeeren)
- 2 EL - Honig
- 4 EL - Haferflocken
- 1 TL - Vanilleextrakt
- 2 EL - gehackte Nüsse (z.B. Mandeln, Walnüsse)
- 2 Minzblätter zur Dekoration

Zubereitung
Schritt 1: Den Naturjoghurt in eine Schüssel geben und mit dem Vanilleextrakt und einem Esslöffel Honig gut vermischen.
Schritt 2: Die frischen Beeren waschen und in kleine Stücke schneiden.
Schritt 3: In zwei Gläsern oder Schalen jeweils eine Schicht Joghurt, eine Schicht Beeren und eine Schicht Haferflocken anrichten. Diesen Vorgang wiederholen, bis alle Zutaten aufgebraucht sind.
Schritt 4: Die oberste Schicht mit den gehackten Nüssen bestreuen und mit einem Minzblatt dekorieren.
Schritt 5: Mit dem restlichen Honig beträufeln und sofort servieren.

Nährwerte
Kalorien: 250 kcal / Kohlenhydrate: 30 g / Zucker: 20 g / Eiweiß: 8 g / Fett: 10 g

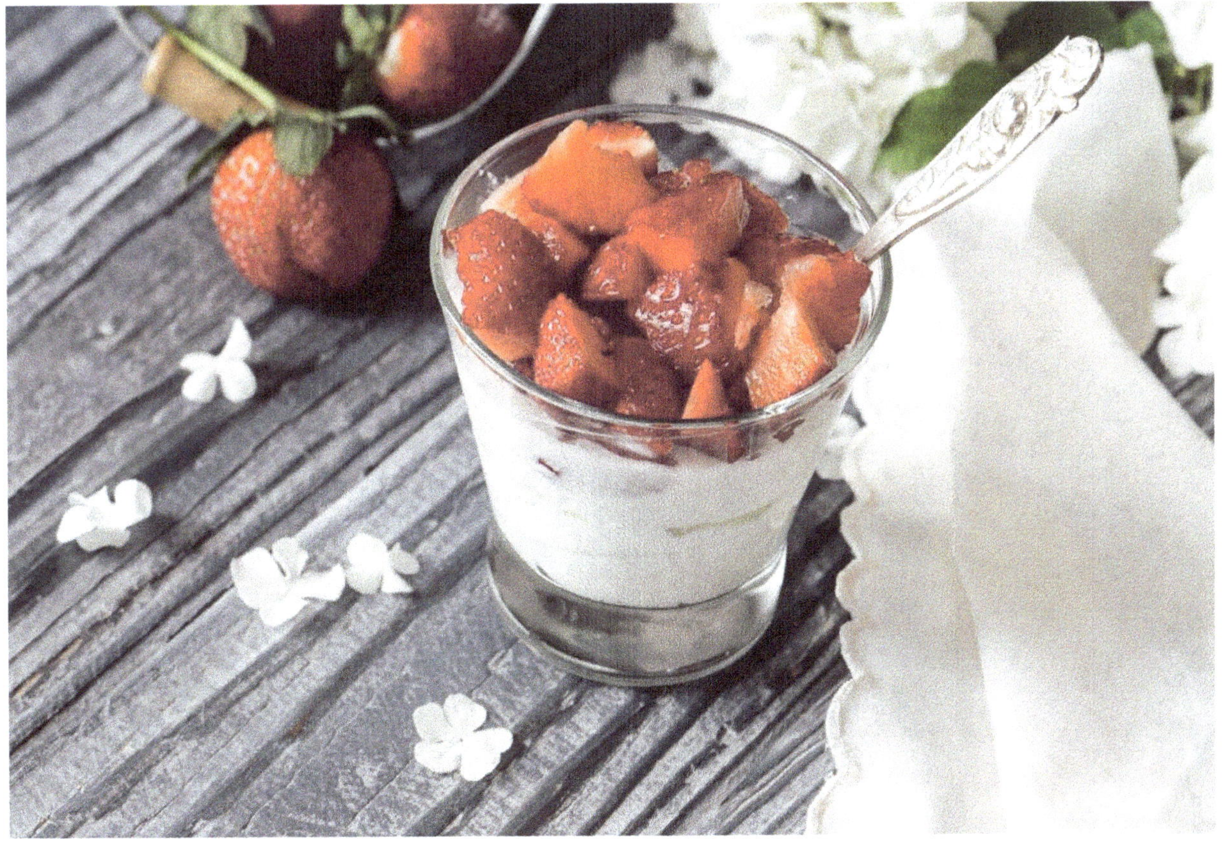

6.3 Chia-pudding mit mango

Vorbereitungszeit: 10 min / Kochzeit: 0 min / Portionen: 2

Zutaten
- 4 EL - Chiasamen
- 250 ml - Mandelmilch (ungesüßt)
- 1 EL - Ahornsirup
- 1 - reife Mango
- 1 TL - Vanilleextrakt
- 2 EL - Kokosraspeln (optional)
- 1 Prise - Salz

Zubereitung
Schritt 1: In einer Schüssel die Chiasamen, Mandelmilch, Ahornsirup, Vanilleextrakt und eine Prise Salz vermischen. Gut umrühren, damit sich keine Klumpen bilden.
Schritt 2: Die Mischung für mindestens 4 Stunden oder über Nacht im Kühlschrank quellen lassen, bis sie eine puddingartige Konsistenz erreicht hat.
Schritt 3: Die Mango schälen, den Kern entfernen und das Fruchtfleisch in kleine Würfel schneiden.
Schritt 4: Den Chia-Pudding gleichmäßig auf zwei Gläser oder Schüsseln verteilen. Die Mangowürfel darauf geben und nach Belieben mit Kokosraspeln bestreuen.

Nährwerte
Kal: 250 / Kohlenhydrate: 35 g / Zucker: 20 g / Protein: 5 g / Fett: 10 g

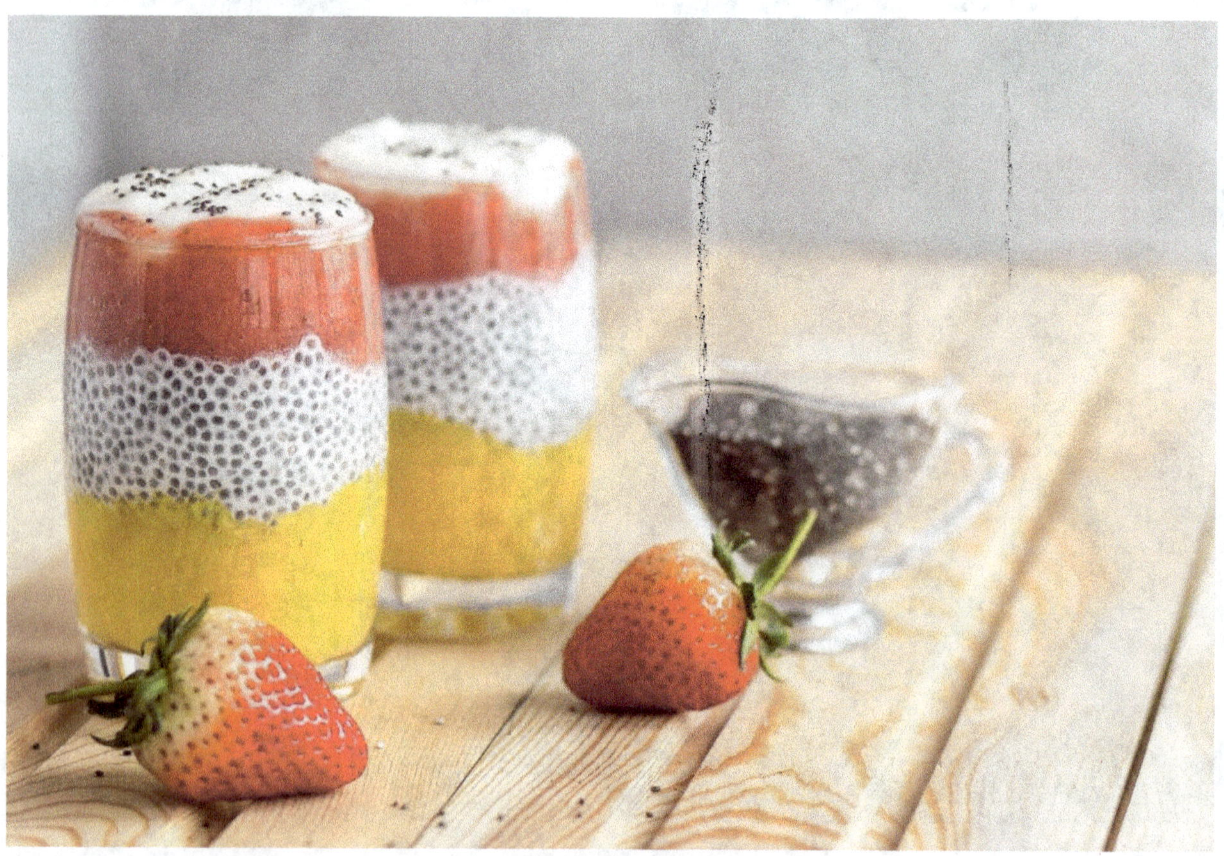

6.4 Haferflocken-kekse

Vorbereitungszeit: 10 min / Kochzeit: 15 min / Portionen: 2

Zutaten
- 80 g - Haferflocken
- 40 g - Vollkornmehl
- 50 g - Honig
- 1 - Ei
- 30 g - Kokosöl, geschmolzen
- 1 TL - Vanilleextrakt
- 1/2 TL - Backpulver
- 1 Prise - Salz
- 30 g - Dunkle Schokolade, gehackt

Methode
Schritt 1: Den Backofen auf 180°C vorheizen und ein Backblech mit Backpapier auslegen.
Schritt 2: In einer großen Schüssel Haferflocken, Vollkornmehl, Backpulver und Salz vermengen.
Schritt 3: In einer separaten Schüssel das Ei, Honig, geschmolzenes Kokosöl und Vanilleextrakt gut verrühren.
Schritt 4: Die feuchten Zutaten zu den trockenen Zutaten geben und gut vermischen, bis ein gleichmäßiger Teig entsteht.
Schritt 5: Die gehackte dunkle Schokolade unter den Teig heben.
Schritt 6: Mit einem Esslöffel kleine Teighäufchen auf das vorbereitete Backblech setzen und leicht flachdrücken.
Schritt 7: Die Kekse im vorgeheizten Ofen für etwa 12-15 Minuten backen, bis sie goldbraun sind.
Schritt 8: Die Kekse aus dem Ofen nehmen und auf einem Kuchengitter vollständig abkühlen lassen.

Nährwerte
Kal: 250 / Kohlenhydrate: 35 g / Zucker: 15 g / Eiweiß: 5 g / Fett: 10 g

6.5 Gebackene pfirsiche mit honig

Vorbereitungszeit: 10 min / Kochzeit: 25 min / Portionen: 2

Zutaten
- 2 - Reife Pfirsiche
- 2 EL - Honig
- 1 TL - Zimt
- 1 TL - Vanilleextrakt
- 2 EL - Gehackte Mandeln
- 2 EL - Griechischer Joghurt

Methode
Schritt 1: Den Ofen auf 180°C vorheizen.
Schritt 2: Die Pfirsiche halbieren und den Kern entfernen.
Schritt 3: Die Pfirsichhälften in eine ofenfeste Form legen.
Schritt 4: In einer kleinen Schüssel den Honig, Zimt und Vanilleextrakt vermischen.
Schritt 5: Die Honigmischung gleichmäßig über die Pfirsichhälften träufeln.
Schritt 6: Die gehackten Mandeln über die Pfirsiche streuen.
Schritt 7: Die Pfirsiche im vorgeheizten Ofen für 20-25 Minuten backen, bis sie weich und leicht karamellisiert sind.
Schritt 8: Die gebackenen Pfirsiche aus dem Ofen nehmen und etwas abkühlen lassen.
Schritt 9: Die Pfirsiche mit einem Klecks griechischem Joghurt servieren.

Nährwerte
Cal: 150 / Carbs: 25 g / Zucker: 22 g / Protein: 3 g / Fett: 4 g

6.6 Kokos-mandel-energiebällchen

Vorbereitungszeit: 15 min / Kochzeit: 0 min / Portionen: 2

Zutaten
- 50 g - Haferflocken
- 30 g - Mandeln (gemahlen)
- 30 g - Kokosraspeln
- 2 EL - Honig
- 1 EL - Kokosöl (geschmolzen)
- 1 TL - Vanilleextrakt
- 1 Prise - Salz

Zubereitung
Schritt 1: In einer großen Schüssel die Haferflocken, gemahlenen Mandeln und Kokosraspeln vermischen.
Schritt 2: Honig, geschmolzenes Kokosöl, Vanilleextrakt und eine Prise Salz hinzufügen. Alles gut vermengen, bis eine klebrige Masse entsteht.
Schritt 3: Aus der Masse kleine Bällchen formen (etwa walnussgroß).
Schritt 4: Die Energiebällchen auf ein mit Backpapier ausgelegtes Blech legen und für mindestens 30 Minuten im Kühlschrank fest werden lassen.
Schritt 5: Nach dem Kühlen die Energiebällchen in einem luftdichten Behälter aufbewahren.

Nährwerte
Kal: 250 / Kohlenhydrate: 30 g / Zucker: 15 g / Protein: 5 g / Fett: 12 g

6.7 Zucchini-brownies

Vorbereitungszeit: 15 min / Kochzeit: 25 min / Portionen: 2

Zutaten
- 1 kleine Zucchini, gerieben
- 60 g Vollkornmehl
- 30 g Kakaopulver
- 1/2 TL Backpulver
- 1/4 TL Natron
- 1/4 TL Salz
- 60 g Ahornsirup
- 1 Ei
- 1 TL Vanilleextrakt
- 30 g Kokosöl, geschmolzen
- 30 g dunkle Schokoladenstückchen

Methode
Schritt 1: Den Ofen auf 175°C vorheizen. Eine kleine Backform (ca. 20x20 cm) mit Backpapier auslegen.
Schritt 2: In einer großen Schüssel das Vollkornmehl, Kakaopulver, Backpulver, Natron und Salz vermischen.
Schritt 3: In einer separaten Schüssel das Ei, Ahornsirup, Vanilleextrakt und geschmolzenes Kokosöl gut verrühren.
Schritt 4: Die feuchten Zutaten zu den trockenen Zutaten geben und gut vermischen. Die geriebene Zucchini und die Schokoladenstückchen unterheben.
Schritt 5: Den Teig in die vorbereitete Backform geben und gleichmäßig verteilen.
Schritt 6: Im vorgeheizten Ofen für 20-25 Minuten backen, oder bis ein Zahnstocher, der in die Mitte gesteckt wird, sauber herauskommt.
Schritt 7: Die Brownies aus dem Ofen nehmen und in der Form vollständig abkühlen lassen, bevor sie in Stücke geschnitten werden.

Nährwerte
Kal: 220 / Kohlenhydrate: 30 g / Zucker: 15 g / Protein: 4 g / Fett: 10 g

6.8 Birnen-kompott

Vorbereitungszeit: 10 min / Kochzeit: 20 min / Portionen: 2

Zutaten
- 2 - Reife Birnen
- 200 ml - Wasser
- 1 EL - Zitronensaft
- 1 EL - Honig
- 1 Zimtstange
- 2 - Nelken
- 1 TL - Vanilleextrakt

Zubereitung
Schritt 1: Die Birnen schälen, entkernen und in kleine Stücke schneiden.
Schritt 2: In einem mittelgroßen Topf das Wasser, den Zitronensaft, den Honig, die Zimtstange und die Nelken zum Kochen bringen.
Schritt 3: Die Birnenstücke hinzufügen und bei mittlerer Hitze etwa 15-20 Minuten köcheln lassen, bis die Birnen weich sind.
Schritt 4: Den Vanilleextrakt hinzufügen und gut umrühren.
Schritt 5: Die Zimtstange und die Nelken entfernen.
Schritt 6: Das Kompott in Schalen füllen und warm oder kalt servieren.

Nährwerte
Cal: 120 / Carbs: 30 g / Zucker: 25 g / Protein: 0.5 g / Fett: 0 g

6.9 Karotten-ingwer-kuchen

Vorbereitungszeit: 20 min / Kochzeit: 35 min / Portionen: 2

Zutaten
- 150 g - Karotten, gerieben
- 50 g - Vollkornmehl
- 50 g - gemahlene Mandeln
- 1 TL - Backpulver
- 1/2 TL - Natron
- 1/2 TL - Zimt
- 1/4 TL - Muskatnuss
- 1/4 TL - Ingwerpulver
- 1 Prise - Salz
- 1 - Ei
- 50 ml - Ahornsirup
- 50 ml - Pflanzenöl
- 1 TL - Vanilleextrakt
- 50 g - Joghurt

Methode
Schritt 1: Den Ofen auf 180°C vorheizen und eine kleine Kuchenform einfetten.
Schritt 2: In einer großen Schüssel das Mehl, die gemahlenen Mandeln, das Backpulver, Natron, Zimt, Muskatnuss, Ingwerpulver und Salz vermischen.
Schritt 3: In einer separaten Schüssel das Ei, Ahornsirup, Pflanzenöl, Vanilleextrakt und Joghurt verquirlen.
Schritt 4: Die feuchten Zutaten zu den trockenen Zutaten geben und gut vermischen.
Schritt 5: Die geriebenen Karotten unterheben.
Schritt 6: Den Teig in die vorbereitete Kuchenform füllen und glatt streichen.
Schritt 7: Den Kuchen im vorgeheizten Ofen etwa 35 Minuten backen oder bis ein Zahnstocher in der Mitte sauber herauskommt.
Schritt 8: Den Kuchen aus dem Ofen nehmen und in der Form abkühlen lassen, bevor er auf ein Gitter zum vollständigen Abkühlen gestellt wird.

Nährwerte
Kal: 350 / Kohlenhydrate: 45 g / Zucker: 20 g / Eiweiß: 8 g / Fett: 15 g

6.10 Avocado-schokoladenmousse

Zubereitungszeit: 10 min / Kochzeit: 0 min / Portionen: 2

Zutaten
- 2 reife Avocados
- 4 EL ungesüßtes Kakaopulver
- 4 EL Ahornsirup
- 1 TL Vanilleextrakt
- Eine Prise Salz
- 50 ml Mandelmilch

Zubereitung
Schritt 1: Die Avocados halbieren, den Kern entfernen und das Fruchtfleisch mit einem Löffel herauskratzen. In eine Küchenmaschine oder einen Mixer geben.
Schritt 2: Kakaopulver, Ahornsirup, Vanilleextrakt, Salz und Mandelmilch zu den Avocados hinzufügen.
Schritt 3: Alles zu einer glatten und cremigen Masse pürieren. Bei Bedarf mehr Mandelmilch hinzufügen, um die gewünschte Konsistenz zu erreichen.
Schritt 4: Die Mousse in Dessertgläser füllen und mindestens 30 Minuten im Kühlschrank kühlen.
Schritt 5: Vor dem Servieren nach Belieben mit frischen Beeren oder gehackten Nüssen garnieren.

Nährwerte
Kalorien: 350 / Kohlenhydrate: 30 g / Zucker: 15 g / Eiweiß: 4 g / Fett: 25 g

6.11 Quinoa-fruchtsalat

Vorbereitungszeit: 15 min / Kochzeit: 15 min / Portionen: 2

Zutaten
- 100 g - Quinoa
- 250 ml - Wasser
- 1 - Apfel, gewürfelt
- 1 - Orange, geschält und in Stücke geschnitten
- 1 - Kiwi, geschält und gewürfelt
- 50 g - Blaubeeren
- 1 EL - Honig
- 1 EL - Zitronensaft
- 1 TL - Chiasamen
- 1 TL - Minzblätter, gehackt

Methode
Schritt 1: Quinoa unter fließendem Wasser abspülen. In einem kleinen Topf Wasser zum Kochen bringen, Quinoa hinzufügen und bei mittlerer Hitze etwa 15 Minuten köcheln lassen, bis das Wasser absorbiert ist. Vom Herd nehmen und abkühlen lassen.
Schritt 2: In einer großen Schüssel den abgekühlten Quinoa, Apfel, Orange, Kiwi und Blaubeeren vermischen.
Schritt 3: In einer kleinen Schüssel Honig und Zitronensaft verrühren. Über den Fruchtsalat gießen und gut vermischen.
Schritt 4: Chiasamen und gehackte Minzblätter über den Salat streuen. Gut mischen und sofort servieren oder im Kühlschrank aufbewahren.

Nährwerte
Kal: 250 / Kohlenhydrate: 50 g / Zucker: 30 g / Eiweiß: 6 g / Fett: 3 g

6.12 Mandel-apfel-crumble

Vorbereitungszeit: 15 min / Kochzeit: 25 min / Portionen: 2

Zutaten
- 2 mittelgroße Äpfel - geschält, entkernt und in Scheiben geschnitten
- 50 g Mandeln - gehackt
- 40 g Haferflocken
- 30 g Vollkornmehl
- 30 g Kokosöl - geschmolzen
- 20 g Ahornsirup
- 1 TL Zimt
- 1 Prise Salz

Zubereitung
Schritt 1: Den Backofen auf 180°C vorheizen.
Schritt 2: Die Apfelscheiben gleichmäßig in eine kleine Auflaufform geben.
Schritt 3: In einer Schüssel die gehackten Mandeln, Haferflocken, Vollkornmehl, Zimt und Salz vermischen.
Schritt 4: Das geschmolzene Kokosöl und den Ahornsirup zu den trockenen Zutaten geben und gut vermengen, bis eine krümelige Masse entsteht.
Schritt 5: Die Mandelmischung gleichmäßig über die Apfelscheiben streuen.
Schritt 6: Die Auflaufform in den vorgeheizten Ofen stellen und für 25 Minuten backen, bis die Oberseite goldbraun ist und die Äpfel weich sind.
Schritt 7: Aus dem Ofen nehmen und etwas abkühlen lassen, bevor serviert wird.

Nährwerte
Kal: 320 / Kohlenhydrate: 45 g / Zucker: 20 g / Protein: 5 g / Fett: 15 g

6.13 Zitronen-joghurt-kuchen

Vorbereitungszeit: 15 min / Kochzeit: 35 min / Portionen: 2

Zutaten
- 150 g - Naturjoghurt
- 100 g - Mehl
- 75 g - Zucker
- 1 - Ei
- 1 TL - Backpulver
- 1 TL - Vanilleextrakt
- 1 - Zitrone (Saft und Schale)
- 50 ml - Pflanzenöl
- Eine Prise Salz

Methode
Schritt 1: Den Ofen auf 180°C vorheizen und eine kleine Kuchenform einfetten.
Schritt 2: In einer großen Schüssel das Ei mit dem Zucker schaumig schlagen.
Schritt 3: Den Joghurt, das Pflanzenöl, den Zitronensaft und die Zitronenschale hinzufügen und gut vermischen.
Schritt 4: Mehl, Backpulver, Vanilleextrakt und eine Prise Salz in die Mischung sieben und alles zu einem glatten Teig verrühren.
Schritt 5: Den Teig in die vorbereitete Kuchenform füllen und im vorgeheizten Ofen etwa 35 Minuten backen, bis der Kuchen goldbraun ist und ein Zahnstocher sauber herauskommt.
Schritt 6: Den Kuchen aus dem Ofen nehmen und in der Form abkühlen lassen, bevor er serviert wird.

Nährwerte
Kal: 350 / Kohlenhydrate: 45 g / Zucker: 25 g / Protein: 8 g / Fett: 15 g

6.14 Erdbeer-basilikum-sorbet

Vorbereitungszeit: 15 min / Kochzeit: 0 min / Portionen: 2

Zutaten
- 300 g - Erdbeeren, frisch oder gefroren
- 1 EL - Honig oder Agavendicksaft
- 1 EL - Zitronensaft
- 5-6 - Basilikumblätter, frisch
- 50 ml - Wasser

Methode
Schritt 1: Erdbeeren waschen und die Stiele entfernen. Wenn gefrorene Erdbeeren verwendet werden, diese leicht antauen lassen.
Schritt 2: Erdbeeren, Honig oder Agavendicksaft, Zitronensaft, Basilikumblätter und Wasser in einen Mixer geben.
Schritt 3: Alles zu einer glatten Masse pürieren.
Schritt 4: Die Masse in einen flachen Behälter füllen und für mindestens 2 Stunden in das Gefrierfach stellen, bis sie fest ist. Schritt 5: Vor dem Servieren das Sorbet kurz antauen lassen und dann mit einem Löffel oder Eisportionierer in Schalen füllen.

Nährwerte
Kal: 80 / Kohlenhydrate: 20 g / Zucker: 16 g / Eiweiß: 1 g / Fett: 0 g

7. Gesunde snacks für zwischendurch
7.1 Knusprige kichererbsen

Vorbereitungszeit: 10 min / Kochzeit: 30 min / Portionen: 2

Zutaten
- 240 g - Kichererbsen (gekocht, abgetropft)
- 1 EL - Olivenöl
- 1 TL - Paprikapulver
- 1/2 TL - Knoblauchpulver
- 1/2 TL - Kreuzkümmelpulver
- 1/4 TL - Cayennepfeffer (optional)
- Salz nach Geschmack

Zubereitung
Schritt 1: Den Backofen auf 200°C vorheizen und ein Backblech mit Backpapier auslegen.
Schritt 2: Die abgetropften Kichererbsen mit einem Küchentuch trocken tupfen, um überschüssige Feuchtigkeit zu entfernen.
Schritt 3: In einer Schüssel die Kichererbsen mit Olivenöl, Paprikapulver, Knoblauchpulver, Kreuzkümmelpulver, Cayennepfeffer und Salz vermischen, bis alle Kichererbsen gleichmäßig bedeckt sind.
Schritt 4: Die gewürzten Kichererbsen gleichmäßig auf dem vorbereiteten Backblech verteilen.
Schritt 5: Die Kichererbsen im vorgeheizten Ofen für 25-30 Minuten backen, dabei alle 10 Minuten umrühren, bis sie knusprig und goldbraun sind.
Schritt 6: Aus dem Ofen nehmen und abkühlen lassen. Die knusprigen Kichererbsen können warm oder bei Raumtemperatur serviert werden.

Nährwerte
Kal: 240 / Kohlenhydrate: 30 g / Zucker: 5 g / Eiweiß: 10 g / Fett: 10 g

7.2 Gemüsesticks mit hummus

Vorbereitungszeit: 15 min / Kochzeit: 0 min / Portionen: 2

Zutaten
- 1 mittelgroße Karotte - Karotte
- 1 mittelgroße Gurke - Gurke
- 1 rote Paprika - Paprika
- 1 gelbe Paprika - Paprika
- 200 g Kichererbsen (aus der Dose, abgetropft) - Kichererbsen
- 2 EL Tahini - Tahini
- 2 EL Olivenöl - Olivenöl
- 1 Knoblauchzehe - Knoblauch
- 1 Zitrone (Saft) - Zitrone
- 1 TL Kreuzkümmel - Kreuzkümmel
- Salz und Pfeffer nach Geschmack - Salz und Pfeffer

Methode
Schritt 1: Karotte, Gurke und Paprika in gleichmäßige Sticks schneiden und auf einem Teller anrichten.
Schritt 2: Kichererbsen, Tahini, Olivenöl, Knoblauch, Zitronensaft und Kreuzkümmel in einen Mixer geben.
Schritt 3: Alles zu einer glatten Masse pürieren. Mit Salz und Pfeffer abschmecken.
Schritt 4: Hummus in eine Schale füllen und zusammen mit den Gemüsesticks servieren.

Nährwerte
Kal: 250 / Kohlenhydrate: 30 g / Zucker: 8 g / Eiweiß: 8 g / Fett: 12 g

7.3 Apfelscheiben mit mandelbutter

Vorbereitungszeit: 10 min / Kochzeit: 0 min / Portionen: 2

Zutaten
- 2 - Äpfel
- 4 EL - Mandelbutter
- 1 TL - Zimt
- 1 EL - Honig (optional)
- 2 EL - gehackte Mandeln

Methode
Schritt 1: Äpfel waschen und in dünne Scheiben schneiden. Das Kerngehäuse entfernen.
Schritt 2: Jede Apfelscheibe mit etwa 1/2 EL Mandelbutter bestreichen.
Schritt 3: Die Apfelscheiben mit Zimt bestreuen.
Schritt 4: Optional: Einen kleinen Klecks Honig auf jede Apfelscheibe geben.
Schritt 5: Mit gehackten Mandeln bestreuen und servieren.

Nährwerte
Kal: 250 / Kohlenhydrate: 30 g / Zucker: 20 g / Eiweiß: 6 g / Fett: 12 g

7.4 Griechischer joghurt mit beeren

Zubereitungszeit: 10 min / Kochzeit: 0 min / Portionen: 2

Zutaten
- 300 g - Griechischer Joghurt
- 100 g - Blaubeeren
- 100 g - Himbeeren
- 2 TL - Honig
- 2 EL - Mandelsplitter
- 1 TL - Chiasamen
- 1 TL - Vanilleextrakt

Methode
Schritt 1: Den griechischen Joghurt gleichmäßig auf zwei Schalen verteilen.
Schritt 2: Die Blaubeeren und Himbeeren waschen und abtropfen lassen. Anschließend die Beeren gleichmäßig auf den Joghurt in beiden Schalen verteilen.
Schritt 3: Jeweils 1 Teelöffel Honig über die Beeren und den Joghurt träufeln.
Schritt 4: Die Mandelsplitter und Chiasamen gleichmäßig über die beiden Schalen streuen.
Schritt 5: Zum Schluss jeweils einen halben Teelöffel Vanilleextrakt über die Schalen geben.

Nährwerte
Kalorien: 250 / Kohlenhydrate: 25 g / Zucker: 20 g / Eiweiß: 15 g / Fett: 10 g

7.5 Quark mit leinsamen und honig

Vorbereitungszeit: 5 min / Kochzeit: 0 min / Portionen: 2

Zutaten
- 250 g - Magerquark
- 2 EL - Leinsamen
- 2 TL - Honig
- 1 TL - Vanilleextrakt (optional)
- 1 Prise - Zimt (optional)
- 50 g - Frische Beeren (z.B. Himbeeren, Blaubeeren)

Methode
Schritt 1: Den Magerquark in eine Schüssel geben und glatt rühren.
Schritt 2: Leinsamen und Honig zum Quark hinzufügen und gut vermischen.
Schritt 3: Optional Vanilleextrakt und Zimt unterrühren, um dem Quark mehr Geschmack zu verleihen.
Schritt 4: Den Quark in zwei Schalen aufteilen und mit frischen Beeren garnieren.

Nährwerte
Kal: 200 / Kohlenhydrate: 20 g / Zucker: 15 g / Eiweiß: 20 g / Fett: 5 g

7.6 Avocado-toast

Vorbereitungszeit: 10 min / Kochzeit: 5 min / Portionen: 2

Zutaten
- 2 Scheiben - Vollkornbrot
- 1 - reife Avocado
- 1 EL - Zitronensaft
- 1 Prise - Salz
- 1 Prise - Pfeffer
- 1 EL - Olivenöl
- 4 - Kirschtomaten
- 1 TL - Sesamsamen
- 1 Handvoll - Rucola

Methode
Schritt 1: Das Vollkornbrot im Toaster oder in einer Pfanne leicht rösten, bis es knusprig ist.
Schritt 2: Die Avocado halbieren, den Kern entfernen und das Fruchtfleisch in eine Schüssel geben. Mit einer Gabel zerdrücken.
Schritt 3: Zitronensaft, Salz und Pfeffer zur Avocado hinzufügen und gut vermischen.
Schritt 4: Die Avocadomischung gleichmäßig auf den gerösteten Brotscheiben verteilen.
Schritt 5: Die Kirschtomaten halbieren und auf die Avocado legen.
Schritt 6: Mit Olivenöl beträufeln und die Sesamsamen darüber streuen.
Schritt 7: Den Rucola auf dem Avocado-Toast verteilen.

Nährwerte
Kal: 320 / Kohlenhydrate: 30 g / Zucker: 3 g / Eiweiß: 6 g / Fett: 20 g

7.7 Gebackene süßkartoffelchips

Vorbereitungszeit: 10 min / Kochzeit: 20 min / Portionen: 2

Zutaten
- 2 mittelgroße - Süßkartoffeln
- 1 EL - Olivenöl
- 1 TL - Paprikapulver
- 1/2 TL - Knoblauchpulver
- 1/2 TL - Salz
- 1/4 TL - Pfeffer

Methode
Schritt 1: Den Ofen auf 180°C vorheizen. Ein Backblech mit Backpapier auslegen.
Schritt 2: Die Süßkartoffeln gründlich waschen und in dünne Scheiben schneiden (ca. 2-3 mm dick).
Schritt 3: In einer großen Schüssel die Süßkartoffelscheiben mit Olivenöl, Paprikapulver, Knoblauchpulver, Salz und Pfeffer vermischen, bis alle Scheiben gleichmäßig bedeckt sind.
Schritt 4: Die gewürzten Süßkartoffelscheiben gleichmäßig auf dem vorbereiteten Backblech verteilen, darauf achten, dass sie sich nicht überlappen.
Schritt 5: Die Süßkartoffelchips im vorgeheizten Ofen 15-20 Minuten backen, bis sie knusprig und goldbraun sind. Nach der Hälfte der Backzeit die Scheiben einmal wenden.
Schritt 6: Die Chips aus dem Ofen nehmen und auf einem Kuchengitter abkühlen lassen, damit sie noch knuspriger werden.

Nährwerte
Kal: 150 / Kohlenhydrate: 30 g / Zucker: 6 g / Eiweiß: 2 g / Fett: 5 g

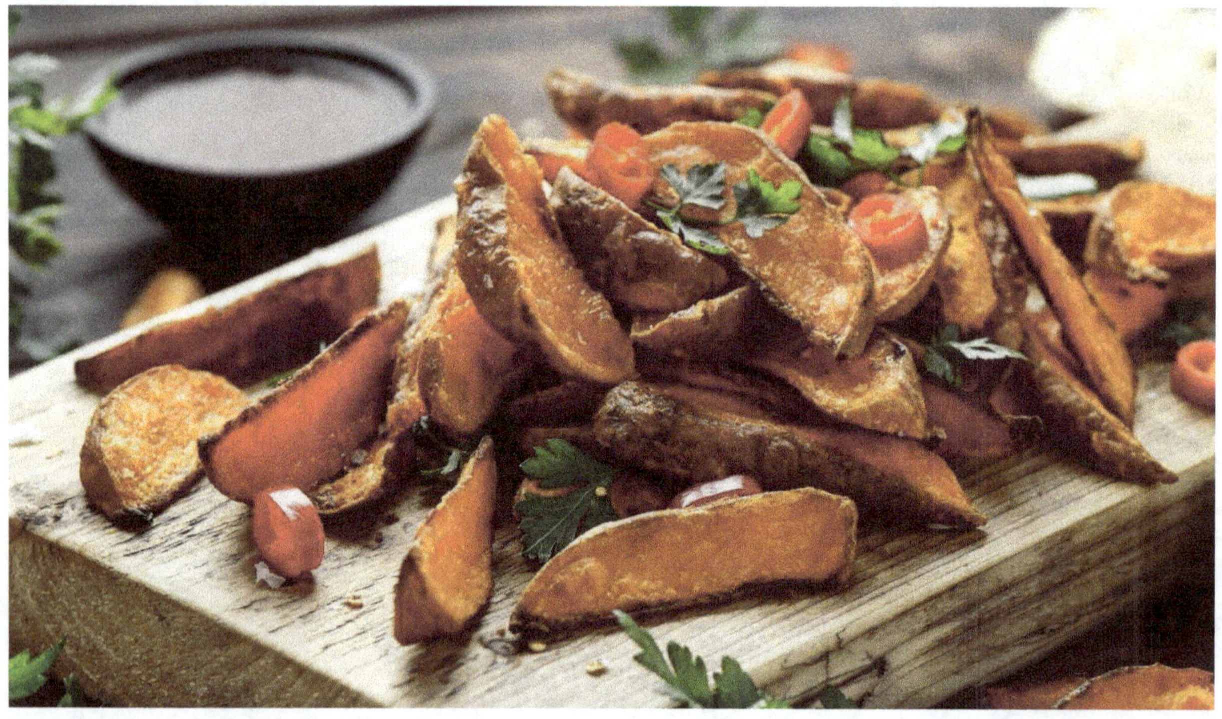

7.8 Chia-pudding

Vorbereitungszeit: 10 min / Kochzeit: 0 min / Portionen: 2

Zutaten
- 4 EL - Chiasamen
- 250 ml - Mandelmilch (oder eine andere pflanzliche Milch)
- 1 TL - Ahornsirup (optional)
- 1/2 TL - Vanilleextrakt
- Frisches Obst (z.B. Beeren, Bananen) zum Garnieren
- Nüsse oder Samen zum Garnieren (optional)

Zubereitung
Schritt 1: In einer Schüssel die Chiasamen, Mandelmilch, Ahornsirup und Vanilleextrakt gut vermischen.
Schritt 2: Die Mischung für mindestens 4 Stunden oder über Nacht im Kühlschrank quellen lassen, bis sie eine puddingartige Konsistenz erreicht hat.
Schritt 3: Den Chia-Pudding in zwei Schalen aufteilen und mit frischem Obst und optional Nüssen oder Samen garnieren.

Nährwerte
Cal: 150 / Carbs: 20 g / Zucker: 8 g / Protein: 4 g / Fett: 7 g

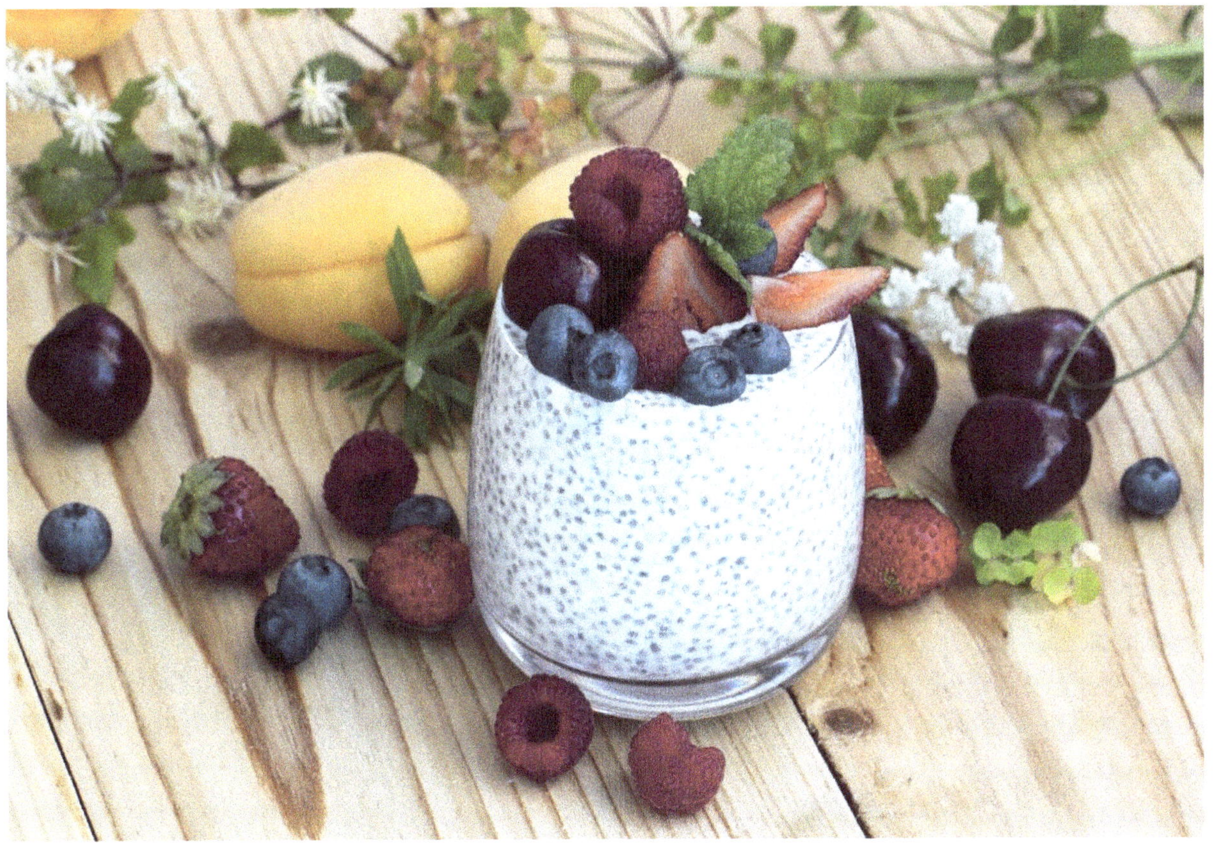

7.9 Edamame mit meersalz

Vorbereitungszeit: 5 min / Kochzeit: 5 min / Portionen: 2

Zutaten
- 200 g - Edamame (in der Schote)
- 1 TL - Meersalz
- 1 TL - Sesamöl (optional)

Methode
Schritt 1: Einen Topf mit Wasser zum Kochen bringen.
Schritt 2: Die Edamame-Schoten in das kochende Wasser geben und 3-5 Minuten kochen, bis sie zart sind.
Schritt 3: Die Edamame abgießen und in eine Schüssel geben.
Schritt 4: Das Meersalz über die heißen Edamame streuen und gut vermischen. Optional: Mit Sesamöl beträufeln.
Schritt 5: Warm servieren und die Bohnen aus den Schoten herausdrücken, um sie zu essen.

Nährwerte
Kal: 120 / Kohlenhydrate: 10 g / Zucker: 2 g / Protein: 12 g / Fett: 5 g

7.10 Obstsalat mit minze

Vorbereitungszeit: 15 min / Kochzeit: 0 min / Portionen: 2

Zutaten
- 1 Apfel - gewürfelt
- 1 Banane - in Scheiben geschnitten
- 1 Orange - geschält und in Stücke geschnitten
- 100 g Trauben - halbiert
- 1 Kiwi - geschält und gewürfelt
- 1 EL Zitronensaft
- 1 EL Honig
- 2 EL frische Minzblätter - gehackt

Methode
Schritt 1: In einer großen Schüssel den Apfel, die Banane, die Orange, die Trauben und die Kiwi vermischen.
Schritt 2: Zitronensaft und Honig in einer kleinen Schüssel verrühren, bis der Honig sich aufgelöst hat.
Schritt 3: Die Zitronen-Honig-Mischung über das Obst gießen und gut vermengen.
Schritt 4: Die gehackten Minzblätter über den Obstsalat streuen und vorsichtig unterheben.
Schritt 5: Den Obstsalat sofort servieren oder bis zum Servieren im Kühlschrank aufbewahren.

Nährwerte
Kalorien: 150 / Kohlenhydrate: 38 g / Zucker: 30 g / Eiweiß: 2 g / Fett: 0.5 g

7.11 Nussmischung

Vorbereitungszeit: 10 min / Kochzeit: 0 min / Portionen: 2

Zutaten
- 50 g - Mandeln
- 50 g - Walnüsse
- 50 g - Haselnüsse
- 50 g - Cashewnüsse
- 1 EL - Honig
- 1 TL - Zimt
- 1 Prise - Meersalz

Methode
Schritt 1: Die Mandeln, Walnüsse, Haselnüsse und Cashewnüsse in eine große Schüssel geben und gut vermischen.
Schritt 2: Den Honig leicht erwärmen, bis er flüssig ist, und über die Nussmischung gießen.
Schritt 3: Zimt und Meersalz hinzufügen und alles gut vermengen, bis die Nüsse gleichmäßig mit Honig bedeckt sind.
Schritt 4: Die Nussmischung auf einem mit Backpapier ausgelegten Backblech verteilen und bei Raumtemperatur trocknen lassen.

Nährwerte
Kal: 350 / Kohlenhydrate: 20 g / Zucker: 10 g / Eiweiß: 10 g / Fett: 25 g

7.12 Karotten-ingwer-suppe

Vorbereitungszeit: 10 min / Kochzeit: 20 min / Portionen: 2

Zutaten
- 300 g - Karotten, geschält und in Scheiben geschnitten
- 1 - Zwiebel, gehackt
- 1 EL - Olivenöl
- 1 TL - frischer Ingwer, gerieben
- 500 ml - Gemüsebrühe
- 100 ml - Kokosmilch
- Salz und Pfeffer nach Geschmack
- Frische Petersilie zum Garnieren

Methode
Schritt 1: Erhitzen Sie das Olivenöl in einem großen Topf bei mittlerer Hitze. Fügen Sie die gehackte Zwiebel hinzu und braten Sie sie an, bis sie weich und durchsichtig ist.
Schritt 2: Fügen Sie die Karottenscheiben und den geriebenen Ingwer hinzu. Braten Sie alles für weitere 5 Minuten an, bis die Karotten leicht weich sind.
Schritt 3: Gießen Sie die Gemüsebrühe in den Topf und bringen Sie die Mischung zum Kochen. Reduzieren Sie die Hitze und lassen Sie die Suppe für etwa 15 Minuten köcheln, bis die Karotten vollständig weich sind.
Schritt 4: Pürieren Sie die Suppe mit einem Stabmixer, bis sie glatt und cremig ist. Fügen Sie die Kokosmilch hinzu und rühren Sie gut um.
Schritt 5: Schmecken Sie die Suppe mit Salz und Pfeffer ab. Servieren Sie die Suppe heiß, garniert mit frischer Petersilie.

Nährwerte
Kal: 180 / Kohlenhydrate: 20 g / Zucker: 10 g / Protein: 3 g / Fett: 10 g

7.13 Gurkenscheiben mit dill-dip

Vorbereitungszeit: 10 min / Kochzeit: 0 min / Portionen: 2

Zutaten
- 1 große Gurke
- 150 g griechischer Joghurt
- 1 EL frischer Dill, fein gehackt
- 1 Knoblauchzehe, fein gehackt
- 1 EL Zitronensaft
- Salz und Pfeffer nach Geschmack

Zubereitung
Schritt 1: Die Gurke waschen und in dünne Scheiben schneiden. Auf einem Teller oder einer Servierplatte anrichten.
Schritt 2: In einer Schüssel den griechischen Joghurt, den gehackten Dill, die gehackte Knoblauchzehe und den Zitronensaft gut vermischen.
Schritt 3: Mit Salz und Pfeffer abschmecken und gut umrühren.
Schritt 4: Den Dill-Dip in eine kleine Schale füllen und zusammen mit den Gurkenscheiben servieren.

Nährwerte
Kalorien: 80 kcal / Kohlenhydrate: 10 g / Zucker: 5 g / Eiweiß: 5 g / Fett: 2 g

7.14 Rote-bete-chips

Vorbereitungszeit: 10 min / Kochzeit: 20 min / Portionen: 2

Zutaten
- 2 große - Rote Bete
- 1 EL - Olivenöl
- 1/2 TL - Meersalz
- 1/4 TL - Schwarzer Pfeffer

Zubereitung
Schritt 1: Den Ofen auf 180°C vorheizen. Ein Backblech mit Backpapier auslegen.
Schritt 2: Die Rote Bete schälen und in sehr dünne Scheiben schneiden, am besten mit einer Mandoline.
Schritt 3: Die Rote-Bete-Scheiben in eine Schüssel geben und mit Olivenöl, Meersalz und schwarzem Pfeffer vermengen.
Schritt 4: Die Scheiben gleichmäßig auf dem vorbereiteten Backblech verteilen, darauf achten, dass sie sich nicht überlappen.
Schritt 5: Im vorgeheizten Ofen für 15-20 Minuten backen, bis die Chips knusprig sind. Zwischendurch kontrollieren, um ein Verbrennen zu vermeiden.
Schritt 6: Die Chips aus dem Ofen nehmen und abkühlen lassen. Sie werden beim Abkühlen noch knuspriger.

Nährwerte
Kalorien: 110 / Kohlenhydrate: 20 g / Zucker: 10 g / Eiweiß: 2 g / Fett: 4 g

8. Wochenplan für eine leberfreundliche ernährung

Speiseplan Woche 1

Tag	Frühstück	Mittagessen	Abendessen	Snacks	Desserts
Montag	Haferflocken mit Beeren und Mandeln	Linsensalat mit geröstetem Gemüse	Gegrillter Lachs mit Spinat und Süßkartoffelpüree	Griechischer Joghurt mit Beeren	Apfel-Quark-Dessert
Dienstag	Vollkornbrot mit Avocado und Tomaten	Hühnchen-Gemüse-Wraps	Gemüsepfanne mit Tofu und Basmatireis	Gurkenscheiben mit Dill-Dip	Beeren-Joghurt-Parfait
Mittwoch	Grüner Smoothie mit Spinat und Apfel	Quinoa-Salat mit Avocado und Bohnen	Gebackener Kabeljau mit Brokkoli und Kartoffeln	Apfelscheiben mit Mandelbutter	Chia-Pudding mit Mango
Donnerstag	Quark mit Leinsamen und Honig	Kichererbsen-Curry mit braunem Reis	Gefüllte Paprika mit Quinoa und Gemüse	Edamame mit Meersalz	Haferflocken-Kekse
Freitag	Rührei mit Gemüse	Hähnchen-Gemüse-Suppe	Zucchini-Nudeln mit Tomatensauce und Basilikum	Gemüsesticks mit Hummus	Gebackene Pfirsiche mit Honig
Samstag	Chia-Pudding mit Kokosmilch und Beeren	Quinoa-Gemüse-Pfanne	Gegrilltes Hähnchen mit Gemüse	Nussmischung	Zitronen-Joghurt-Kuchen
Sonntag	Buchweizenpfannkuchen mit Obst	Gemüse-Linsen-Eintopf	Lachsfilet mit Zitronen-Dill-Sauce	Obstsalat mit Minze	Erdbeer-Basilikum-Sorbet

Speiseplan Woche 2

Tag	Frühstück	Mittagessen	Abendessen	Snacks	Desserts
Montag	Müsli mit Joghurt und frischen Früchten	Gebratene Hähnchenbrust mit Quinoa und Gemüse	Gemüse-Curry mit Kokosmilch	Knusprige Kichererbsen	Karotten-Ingwer-Kuchen
Dienstag	Gemüse-Omelett mit Paprika und Zwiebeln	Gegrillte Garnelen mit Avocado-Salat	Gebackene Süßkartoffeln mit schwarzem Bohnen-Chili	Gurkenscheiben mit Dill-Dip	Avocado-Schokoladenmousse
Mittwoch	Quinoa-Porridge mit Mandelmilch und Zimt	Rote-Bete-Salat mit Ziegenkäse und Walnüssen	Gegrillter Lachs mit Spinat und Süßkartoffelpüree	Edamame mit Meersalz	Birnen-Kompott
Donnerstag	Smørrebrød mit Lachs und Dill	Hühnchen-Gemüse-Wraps	Gemüse-Linsen-Eintopf	Apfelscheiben mit Mandelbutter	Kokos-Mandel-Energiebällchen
Freitag	Hirsebrei mit Apfel und Zimt	Quinoa-Salat mit Avocado und Bohnen	Gebackener Kabeljau mit Brokkoli und Kartoffeln	Nussmischung	Haferflocken-Kekse
Samstag	Griechischer Joghurt mit Walnüssen und Honig	Kichererbsen-Curry mit braunem Reis	Gefüllte Paprika mit Quinoa und Gemüse	Gemüsesticks mit Hummus	Zitronen-Joghurt-Kuchen
Sonntag	Süßkartoffel-Toast mit Hummus und Rucola	Linsen-Dal mit Spinat	Gegrilltes Hähnchen mit Gemüse	Obstsalat mit Minze	Erdbeer-Basilikum-Sorbet

Speiseplan Woche 3

Tag	Frühstück	Mittagessen	Abendessen	Snacks	Desserts
Montag	Haferflocken mit Beeren und Mandeln	Linsensalat mit geröstetem Gemüse	Gegrillter Lachs mit Spinat und Süßkartoffelpüree	Griechischer Joghurt mit Beeren	Apfel-Quark-Dessert
Dienstag	Vollkornbrot mit Avocado und Tomaten	Hühnchen-Gemüse-Wraps	Gemüsepfanne mit Tofu und Basmatireis	Gurkenscheiben mit Dill-Dip	Beeren-Joghurt-Parfait
Mittwoch	Grüner Smoothie mit Spinat und Apfel	Quinoa-Salat mit Avocado und Bohnen	Gebackener Kabeljau mit Brokkoli und Kartoffeln	Apfelscheiben mit Mandelbutter	Chia-Pudding mit Mango
Donnerstag	Quark mit Leinsamen und Honig	Kichererbsen-Curry mit braunem Reis	Gefüllte Paprika mit Quinoa und Gemüse	Edamame mit Meersalz	Haferflocken-Kekse
Freitag	Rührei mit Gemüse	Hähnchen-Gemüse-Suppe	Zucchini-Nudeln mit Tomatensauce und Basilikum	Gemüsesticks mit Hummus	Gebackene Pfirsiche mit Honig
Samstag	Chia-Pudding mit Kokosmilch und Beeren	Quinoa-Gemüse-Pfanne	Gegrilltes Hähnchen mit Gemüse	Nussmischung	Zitronen-Joghurt-Kuchen
Sonntag	Buchweizenpfannkuchen mit Obst	Gemüse-Linsen-Eintopf	Lachsfilet mit Zitronen-Dill-Sauce	Obstsalat mit Minze	Erdbeer-Basilikum-Sorbet

Speiseplan Woche 4

Tag	Frühstück	Mittagessen	Abendessen	Snacks	Desserts
Montag	Müsli mit Joghurt und frischen Früchten	Gebratene Hähnchenbrust mit Quinoa und Gemüse	Gemüse-Curry mit Kokosmilch	Knusprige Kichererbsen	Karotten-Ingwer-Kuchen
Dienstag	Gemüse-Omelett mit Paprika und Zwiebeln	Gegrillte Garnelen mit Avocado-Salat	Gebackene Süßkartoffeln mit schwarzem Bohnen-Chili	Gurkenscheiben mit Dill-Dip	Avocado-Schokoladenmousse
Mittwoch	Quinoa-Porridge mit Mandelmilch und Zimt	Rote-Bete-Salat mit Ziegenkäse und Walnüssen	Gegrillter Lachs mit Spinat und Süßkartoffelpüree	Edamame mit Meersalz	Birnen-Kompott
Donnerstag	Smørrebrød mit Lachs und Dill	Hühnchen-Gemüse-Wraps	Gemüse-Linsen-Eintopf	Apfelscheiben mit Mandelbutter	Kokos-Mandel-Energiebällchen
Freitag	Hirsebrei mit Apfel und Zimt	Quinoa-Salat mit Avocado und Bohnen	Gebackener Kabeljau mit Brokkoli und Kartoffeln	Nussmischung	Haferflocken-Kekse
Samstag	Griechischer Joghurt mit Walnüssen und Honig	Kichererbsen-Curry mit braunem Reis	Gefüllte Paprika mit Quinoa und Gemüse	Gemüsesticks mit Hummus	Zitronen-Joghurt-Kuchen
Sonntag	Süßkartoffel-Toast mit Hummus und Rucola	Linsen-Dal mit Spinat	Gegrilltes Hähnchen mit Gemüse	Obstsalat mit Minze	Erdbeer-Basilikum-Sorbet

9. Lebensstil- und stressbewältigungstipps

Ein gesunder Lebensstil und effektive Stressbewältigung sind entscheidende Faktoren für die Förderung der Lebergesundheit und das allgemeine Wohlbefinden. In diesem Kapitel werden wir uns eingehend mit verschiedenen Strategien und Praktiken befassen, die Ihnen helfen können, Ihren Lebensstil anzupassen und Stress zu bewältigen, um Ihre Leber zu unterstützen und Ihre Gesundheit zu verbessern. Beginnen wir mit der Bedeutung eines ausgewogenen Lebensstils. Ein gesunder Lebensstil umfasst eine Vielzahl von Aspekten, darunter eine ausgewogene Ernährung, regelmäßige körperliche Aktivität, ausreichender Schlaf und die Vermeidung von schädlichen Gewohnheiten wie übermäßigem Alkoholkonsum und Rauchen. Eine ausgewogene Ernährung ist besonders wichtig für die Lebergesundheit, da sie die notwendigen Nährstoffe liefert, die die Leber benötigt, um ihre Funktionen effizient auszuführen. Lebensmittel, die reich an Antioxidantien, Ballaststoffen und gesunden Fetten sind, können dazu beitragen, Entzündungen zu reduzieren und die Leberfunktion zu verbessern. Regelmäßige körperliche Aktivität ist ein weiterer wichtiger Bestandteil eines gesunden Lebensstils. Bewegung hilft nicht nur dabei, ein gesundes Körpergewicht zu halten, sondern verbessert auch die Durchblutung und unterstützt die Entgiftungsprozesse der Leber. Es wird empfohlen, mindestens 150 Minuten moderate körperliche Aktivität pro Woche zu absolvieren, wie z.B. zügiges Gehen, Radfahren oder Schwimmen. Neben der Ernährung und Bewegung spielt auch der Schlaf eine entscheidende Rolle für die Lebergesundheit. Ausreichender und qualitativ hochwertiger Schlaf ermöglicht es dem Körper, sich zu regenerieren und die Leberfunktionen zu optimieren. Es wird empfohlen, mindestens sieben bis acht Stunden Schlaf pro Nacht zu bekommen. Ein weiterer wichtiger Aspekt eines gesunden Lebensstils ist die Vermeidung von schädlichen Gewohnheiten wie übermäßigem Alkoholkonsum und Rauchen. Alkohol kann die Leberzellen schädigen und zu einer Fettleber führen, während Rauchen die Entzündungsprozesse im Körper verstärken kann. Es ist daher ratsam, den Alkoholkonsum zu minimieren und mit dem Rauchen aufzuhören, um die Lebergesundheit zu fördern. Stressbewältigung ist ein weiterer entscheidender Faktor für die Lebergesundheit. Chronischer Stress kann zu einer erhöhten Produktion von Stresshormonen wie Cortisol führen, die die Leberfunktion beeinträchtigen können. Es gibt verschiedene Techniken und Strategien, die Ihnen helfen können, Stress zu bewältigen und Ihre Lebergesundheit zu unterstützen. Eine der effektivsten Stressbewältigungstechniken ist die Achtsamkeitspraxis. Achtsamkeit bedeutet, im gegenwärtigen Moment präsent zu sein und die eigenen Gedanken und Gefühle ohne Urteil zu beobachten. Durch regelmäßige Achtsamkeitsübungen wie Meditation, Atemübungen und Yoga können Sie lernen, Stress abzubauen und Ihre emotionale Gesundheit zu verbessern. Eine weitere wirksame Methode zur Stressbewältigung ist die körperliche Aktivität. Bewegung hilft nicht nur dabei, körperliche Spannungen abzubauen, sondern fördert auch die Freisetzung von Endorphinen, den sogenannten "Glückshormonen", die das Wohlbefinden steigern. Es ist wichtig, eine Form der körperlichen Aktivität zu finden, die Ihnen Spaß macht und die Sie regelmäßig ausüben können. Soziale Unterstützung ist ebenfalls ein wichtiger Faktor für die Stressbewältigung. Der Austausch mit Freunden, Familie oder einem Therapeuten kann Ihnen helfen, Stress abzubauen und emotionale Unterstützung zu erhalten. Es ist wichtig, ein starkes soziales Netzwerk aufzubauen und sich regelmäßig Zeit für soziale Aktivitäten zu nehmen. Zeitmanagement und die Priorisierung von Aufgaben können ebenfalls dazu beitragen, Stress zu reduzieren. Indem Sie Ihre Aufgaben und Verpflichtungen organisieren und realistische Ziele setzen, können Sie Überforderung vermeiden und Ihre Zeit effizienter nutzen. Es ist auch wichtig, Pausen und Freizeitaktivitäten in Ihren Tagesablauf zu integrieren, um sich zu entspannen und neue Energie zu tanken. Entspannungstechniken wie progressive Muskelentspannung, autogenes Training und Aromatherapie können ebenfalls hilfreich sein, um Stress abzubauen und die Lebergesundheit zu fördern. Diese Techniken helfen, körperliche und geistige Spannungen zu lösen und ein Gefühl der Ruhe und Entspannung zu fördern. Eine gesunde Work-Life-Balance ist ebenfalls entscheidend für die Stressbewältigung und die Lebergesundheit. Es ist wichtig, ein Gleichgewicht zwischen beruflichen Verpflichtungen und Freizeitaktivitäten zu finden, um Überlastung und Burnout zu vermeiden. Indem Sie klare Grenzen setzen und sich Zeit für Hobbys und Erholung nehmen, können Sie Ihre Lebensqualität verbessern und Ihre Lebergesundheit unterstützen. Schließlich ist es wichtig, sich selbst zu pflegen und auf die eigenen Bedürfnisse zu achten. Selbstfürsorge bedeutet, sich regelmäßig Zeit für sich selbst zu nehmen und Aktivitäten zu unternehmen, die Ihnen Freude bereiten und Ihr Wohlbefinden steigern. Dies kann alles umfassen, von einem entspannenden Bad über das Lesen eines guten Buches bis hin zu einem Spaziergang in der Natur. Indem Sie sich selbst pflegen und auf Ihre Bedürfnisse achten, können Sie Stress abbauen und Ihre Lebergesundheit fördern. Insgesamt ist die Anpassung Ihres Lebensstils und die effektive Bewältigung von Stress entscheidend für die Förderung der Lebergesundheit und das allgemeine Wohlbefinden. Durch eine ausgewogene Ernährung, regelmäßige körperliche Aktivität, ausreichenden Schlaf, die Vermeidung schädlicher Gewohnheiten und die Anwendung von Stressbewältigungstechniken können Sie Ihre Leber unterstützen und Ihre Gesundheit verbessern. Es ist wichtig, diese Strategien in Ihren Alltag zu integrieren und kontinuierlich an Ihrer Gesundheit zu arbeiten, um langfristige Vorteile zu erzielen.

9.1 Stressbewältigungstechniken

In der heutigen schnelllebigen Welt ist Stress ein allgegenwärtiger Begleiter, der nicht nur unser geistiges Wohlbefinden beeinträchtigen kann, sondern auch erhebliche Auswirkungen auf unsere körperliche Gesundheit hat, einschließlich der Gesundheit unserer Leber. Die Leber, als zentrales Stoffwechselorgan, reagiert empfindlich auf chronischen Stress, der durch die Ausschüttung von Stresshormonen wie Cortisol und Adrenalin ausgelöst wird. Diese Hormone können Entzündungen fördern und die Fettansammlung in der Leber begünstigen, was das Risiko einer Fettlebererkrankung erhöht. Daher ist es von entscheidender Bedeutung, effektive Stressbewältigungstechniken in unseren Alltag zu integrieren, um die Lebergesundheit zu unterstützen und zu verbessern.

Eine der einfachsten und dennoch wirkungsvollsten Methoden zur Stressbewältigung sind Atemübungen. Tiefes, bewusstes Atmen kann das parasympathische Nervensystem aktivieren, das für Entspannung und Regeneration zuständig ist. Eine beliebte Technik ist die 4-7-8-Atemübung, bei der man vier Sekunden lang einatmet, den Atem sieben Sekunden lang anhält und dann acht Sekunden lang ausatmet. Diese Übung kann mehrmals täglich durchgeführt werden und hilft, den Geist zu beruhigen und den Körper zu entspannen. Studien haben gezeigt, dass regelmäßige Atemübungen den Blutdruck senken und die Herzfrequenzvariabilität verbessern können, was auf eine bessere Stressbewältigung hinweist.

Meditation ist eine weitere kraftvolle Technik zur Stressbewältigung, die seit Jahrhunderten in verschiedenen Kulturen praktiziert wird. Durch Meditation kann man lernen, den Geist zu beruhigen und sich von stressigen Gedanken zu distanzieren. Eine einfache Form der Meditation ist die Achtsamkeitsmeditation, bei der man sich auf den gegenwärtigen Moment konzentriert und Gedanken und Gefühle ohne Urteil wahrnimmt. Regelmäßige Meditationspraxis kann die Produktion von Stresshormonen reduzieren und das allgemeine Wohlbefinden steigern. Eine Studie der Harvard Medical School zeigte, dass bereits acht Wochen Achtsamkeitsmeditation die Dichte der grauen Substanz im Gehirn, die mit Stressbewältigung und emotionaler Regulation verbunden ist, erhöhen kann.

Yoga kombiniert körperliche Bewegung mit Atemübungen und Meditation und bietet somit eine ganzheitliche Methode zur Stressbewältigung. Verschiedene Yoga-Posen, wie der herabschauende Hund oder die Kindeshaltung, können helfen, Verspannungen im Körper zu lösen und den Geist zu beruhigen. Darüber hinaus fördert Yoga die Flexibilität und Stärke, was zu einem besseren Körpergefühl und einer verbesserten Körperwahrnehmung beiträgt. Eine Studie des National Center for Complementary and Integrative Health ergab, dass regelmäßiges Yoga die Stresswahrnehmung verringern und die Lebensqualität verbessern kann. Besonders für Menschen mit Fettleber kann Yoga eine wertvolle Ergänzung zu anderen Lebensstiländerungen sein, da es sowohl körperliche als auch geistige Vorteile bietet.

Neben diesen traditionellen Techniken gibt es auch moderne Ansätze zur Stressbewältigung, die leicht in den Alltag integriert werden können. Eine davon ist die progressive Muskelentspannung, bei der verschiedene Muskelgruppen nacheinander angespannt und dann entspannt werden. Diese Technik kann helfen, körperliche Spannungen zu erkennen und zu lösen, was zu einer tieferen Entspannung führt. Eine andere Methode ist das autogene Training, bei dem man durch Selbstsuggestion einen Zustand tiefer Entspannung erreicht. Beide Techniken sind einfach zu erlernen und können jederzeit und überall angewendet werden.

Ein weiterer wichtiger Aspekt der Stressbewältigung ist die Pflege sozialer Beziehungen. Soziale Unterstützung durch Familie und Freunde kann eine starke Pufferwirkung gegen Stress haben. Studien haben gezeigt, dass Menschen mit einem starken sozialen Netzwerk besser in der Lage sind, mit Stress umzugehen und weniger anfällig für stressbedingte Gesundheitsprobleme sind. Regelmäßige soziale Interaktionen, sei es durch gemeinsame Aktivitäten oder einfach nur durch Gespräche, können das Gefühl der Zugehörigkeit und Unterstützung stärken und somit zur Stressbewältigung beitragen.

Auch die Ernährung spielt eine wichtige Rolle bei der Stressbewältigung. Bestimmte Nährstoffe, wie Omega-3-Fettsäuren, Magnesium und B-Vitamine, können die Stressresistenz erhöhen und die Stimmung verbessern. Omega-3-Fettsäuren, die in fettem Fisch, Leinsamen und Walnüssen enthalten sind, haben entzündungshemmende Eigenschaften und können die Stresshormonproduktion regulieren. Magnesium, das in grünem Blattgemüse, Nüssen und Vollkornprodukten vorkommt, ist für die Funktion des Nervensystems unerlässlich und kann helfen, Muskelverspannungen zu lösen. B-Vitamine, die in Hülsenfrüchten, Eiern und Milchprodukten enthalten sind, unterstützen die Energieproduktion und die Funktion des Nervensystems, was zu einer besseren Stressbewältigung beiträgt.

Schließlich ist es wichtig, sich regelmäßig Zeit für sich selbst zu nehmen und Aktivitäten nachzugehen, die Freude bereiten und entspannen. Ob es sich um ein Hobby, einen Spaziergang in der Natur oder das Lesen eines guten Buches handelt, solche Aktivitäten können helfen, den Geist zu beruhigen und den Stresspegel zu senken. Auch das Führen eines Tagebuchs kann eine hilfreiche Methode sein, um Gedanken und Gefühle zu verarbeiten und Klarheit zu gewinnen.

Zusammenfassend lässt sich sagen, dass es viele verschiedene Techniken zur Stressbewältigung gibt, die leicht in den Alltag integriert werden können. Atemübungen, Meditation, Yoga, progressive Muskelentspannung, autogenes Training, soziale Unterstützung, eine ausgewogene Ernährung und regelmäßige Selbstfürsorge sind allesamt wirksame Methoden, um Stress zu reduzieren und die Lebergesundheit zu fördern. Indem man diese Techniken regelmäßig anwendet, kann man nicht nur die Gesundheit der Leber verbessern, sondern auch das allgemeine Wohlbefinden steigern und ein ausgeglicheneres und erfüllteres Leben führen.

9.2 Gesunde lebensgewohnheiten

Gesunde Lebensgewohnheiten sind entscheidend für die Förderung der Lebergesundheit und das allgemeine Wohlbefinden. Eine der wichtigsten Gewohnheiten, die Sie entwickeln können, ist regelmäßige Bewegung. Studien haben gezeigt, dass körperliche Aktivität nicht nur zur Gewichtsreduktion beiträgt, sondern auch die Insulinempfindlichkeit verbessert und die Fettansammlung in der Leber reduziert. Es wird empfohlen, mindestens 150 Minuten moderate Bewegung pro Woche zu absolvieren, was etwa 30 Minuten an fünf Tagen entspricht. Beispiele für moderate Bewegung sind zügiges Gehen, Radfahren oder Schwimmen. Für diejenigen, die intensivere Aktivitäten bevorzugen, wie Joggen oder Aerobic, reichen 75 Minuten pro Woche aus. Es ist wichtig, eine Aktivität zu finden, die Ihnen Spaß macht, damit Sie sie langfristig beibehalten können.

Neben der körperlichen Aktivität spielt auch ausreichend Schlaf eine wesentliche Rolle für die Lebergesundheit. Schlafmangel kann zu einer Reihe von Gesundheitsproblemen führen, darunter Fettleibigkeit und Insulinresistenz, die beide Risikofaktoren für die Entwicklung einer Fettleber sind. Erwachsene sollten idealerweise sieben bis neun Stunden Schlaf pro Nacht anstreben. Eine gute Schlafhygiene, wie das Einhalten eines regelmäßigen Schlafrhythmus, das Vermeiden von Koffein und schweren Mahlzeiten vor dem Schlafengehen sowie das Schaffen einer ruhigen und dunklen Schlafumgebung, kann dabei helfen, die Schlafqualität zu verbessern.

Eine ausgewogene Ernährung ist ebenfalls unerlässlich für die Gesundheit der Leber. Dies bedeutet, dass Sie eine Vielzahl von nährstoffreichen Lebensmitteln zu sich nehmen sollten, darunter Obst, Gemüse, Vollkornprodukte, mageres Eiweiß und gesunde Fette. Es ist wichtig, den Konsum von verarbeiteten Lebensmitteln, Zucker und gesättigten Fetten zu minimieren, da diese die Leber belasten und zur Fettansammlung beitragen können. Ein Beispiel für eine leberfreundliche Mahlzeit könnte ein gegrilltes Hähnchenbrustfilet mit einer Quinoa-Gemüse-Pfanne sein, das reich an Proteinen und Ballaststoffen ist und gleichzeitig wenig Fett enthält.

Ein weiterer wichtiger Aspekt gesunder Lebensgewohnheiten ist die Vermeidung von schädlichen Substanzen wie Alkohol und Nikotin. Alkohol ist eine der Hauptursachen für Lebererkrankungen, und selbst moderate Mengen können bei Menschen mit Fettleber schädlich sein. Es wird empfohlen, den Alkoholkonsum auf ein Minimum zu reduzieren oder ganz darauf zu verzichten. Nikotin und andere Chemikalien in Zigaretten können ebenfalls die Leber schädigen und das Risiko für Leberkrebs erhöhen. Das Aufhören mit dem Rauchen ist eine der besten Entscheidungen, die Sie für Ihre Lebergesundheit treffen können.

Zusätzlich zu diesen grundlegenden Gewohnheiten gibt es weitere Strategien, die Sie in Ihren Alltag integrieren können, um Ihre Lebergesundheit zu unterstützen. Dazu gehört das Trinken von ausreichend Wasser, um den Körper zu hydrieren und die Leber bei der Entgiftung zu unterstützen. Es wird empfohlen, mindestens acht Gläser Wasser pro Tag zu trinken. Auch die Reduzierung von Stress ist wichtig, da chronischer Stress die Leberfunktion beeinträchtigen kann. Techniken wie Meditation, Yoga und Atemübungen können helfen, Stress abzubauen und das allgemeine Wohlbefinden zu verbessern.

Ein praktisches Beispiel für die Integration gesunder Lebensgewohnheiten in den Alltag ist der Fall von Maria, einer 45-jährigen berufstätigen Mutter, die mit einer Fettleber diagnostiziert wurde. Maria beschloss, ihre Ernährung umzustellen und begann, jeden Morgen einen grünen Smoothie mit Spinat und Apfel zu trinken. Sie integrierte auch regelmäßige Spaziergänge in ihren Tagesablauf und achtete darauf, mindestens sieben Stunden pro Nacht zu schlafen. Nach sechs Monaten bemerkte Maria eine deutliche Verbesserung ihrer Leberwerte und fühlte sich insgesamt energiegeladener und gesünder.

Zusammenfassend lässt sich sagen, dass die Entwicklung und Aufrechterhaltung gesunder Lebensgewohnheiten entscheidend für die Förderung der Lebergesundheit ist. Durch regelmäßige Bewegung, ausreichend Schlaf, eine ausgewogene Ernährung und die Vermeidung schädlicher Substanzen können Sie Ihre Leber unterstützen und Ihr allgemeines Wohlbefinden verbessern. Es erfordert möglicherweise einige Anpassungen und Disziplin, aber die langfristigen Vorteile für Ihre Gesundheit sind es wert.